实用临床妇产科诊疗学

贾娜莎 李小丹 籍 霞 主编

汕頭大學出版社

图书在版编目（CIP）数据

实用临床妇产科诊疗学 / 贾娜莎，李小丹，籍霞主编 . -- 汕头：汕头大学出版社，2022.10
ISBN 978-7-5658-4860-5

Ⅰ．①实… Ⅱ．①贾… ②李… ③籍… Ⅲ．①妇产科病—诊疗 Ⅳ．① R71

中国版本图书馆 CIP 数据核字（2022）第 213337 号

实用临床妇产科诊疗学
SHIYONG LINCHUANG FUCHANKE ZHENLIAOXUE

主　　编：贾娜莎　李小丹　籍　霞
责任编辑：黄洁玲
责任技编：黄东生
封面设计：中图时代
出版发行：汕头大学出版社
　　　　　广东省汕头市大学路 243 号汕头大学校园内　邮政编码：515063
电　　话：0754-82904613
印　　刷：廊坊市海涛印刷有限公司
开　　本：710mm×1000 mm　1/16
印　　张：8.75
字　　数：150 千字
版　　次：2022 年 10 月第 1 版
印　　次：2023 年 2 月第 1 次印刷
定　　价：78.00 元
ISBN 978-7-5658-4860-5

前　言

　　妇产科是一个病情多变的高风险专业，尤其是产科，维系着母子两条生命，关系着优生优育的国策的落实。因此，作为一名妇产科医生，不仅需要有扎实的基础理论知识，更需要有丰富的临床经验，具备随时应付各种危急情况的应变能力。

　　随着科学技术的不断发展和新技术的应用，人们对妇产科疾病又有了更深层的认识。因此科学地、合理地、正确地诊断与治疗，取得良好的治疗效果，是我们每一位妇产科医生所必备的技能，也是广大患者的愿望。

　　为此我们编写了《实用临床妇产科诊疗学》一书。本书全面系统地阐述了妇产科相关知识和技能，集中反映了近年来与妇产科诊疗技术相关的新观点、新技术，并结合临床实践经验，力求内容更深入、更具体，以期广大医务工作者能够从本书中获益，充分获取经验，不断总结提高，为保障人民群众健康做出更大的贡献。

　　全书共分五章，具体内容包括：第一章女性生殖器官发育及解剖；第二章女性生殖系统生理；第三章正常分娩；第四章异常分娩；第五章分娩期并发症。

　　本书由经验丰富的一线临床教师编写，编写过程中参考了大量国内外文献，在此深表感谢。

　　由于作者水平所限，书中难免存在缺点和不足，恳请同行专家及广大读者予以批评指正，以便再版修改补充。

作　者

2022 年 3 月

目　录

第一章 女性生殖器官发育及解剖

胎儿性分化与生殖器官发育取决于性染色体上的特殊基因。若胚胎细胞不含Y染色体，则胚胎缺少性分化相关的基因及其表达产物，相继引起女性原始性腺与内生殖器官始基的发育。女性生殖器官不仅与泌尿系统在解剖上相邻，而且两者均起源于体腔上皮、内胚层和外胚层。泌尿器官的发育可以影响生殖器官的发育，生殖器官的先天性异常可伴有泌尿器官的异常或部分缺如。

第一节 女性生殖器官发育

女性生殖器官的发育分两阶段：性未分化阶段与分化阶段。

一、性未分化阶段（胚胎 6~7 周前）

此期男女胚胎具有相同原始的性腺、内生殖器与外生殖器。

（一）原始性腺形成

胚胎卵黄囊处的原始生殖细胞沿后肠肠系膜迁移到相当于第 10 胸椎水平处的体腔背部的间质中。到达此区域的原始生殖细胞开始诱导中肾和体腔上皮邻近的间胚叶细胞增殖，形成一对生殖嵴。生殖嵴表面覆盖一层柱状体腔上皮，称为生发上皮。胚胎第 6 周时，生发上皮内陷并增生成条索状垂直伸入生殖嵴的间胚叶组织中，形成性索。部分性索细胞包围着每个原始生殖细胞。

（二）内生殖器始基形成

略晚于原始性腺。约在胚胎第 6 周时，起源于原肾的中肾。中肾管逐渐下行，并开口于原始泄殖腔。此时，在中肾管外侧，体腔上皮向外壁中胚叶凹陷成沟，形成副中肾管。副中肾管头部开口于体腔，尾端下行并向内跨过中肾管，双侧副中肾管在中线融合。此时胚胎同时含有中肾管和副中肾管两种内生殖器官始基。

（三）雏形外生殖器形成

约在胚胎第 5 周，原始泄殖腔两侧组织成褶，并在中线上部融合，形成生殖结节。尿直肠隔将原始泄殖腔褶分隔成前后两部分：前方为尿生殖褶，后方为肛门褶。尿生殖褶两侧再生一对隆起，称阴唇-阴囊隆突。

二、性分化阶段

直到胚胎第 12 周，临床上才可以明显区分性别。性分化取决于睾丸决定因子和雄激素。

（一）性腺分化

胚胎 6 周后，原始性腺开始分化。短臂 Y 基因性决定区中的睾丸决定因子基因通过其产物一方面诱导性腺皮质退化，另一方面促使性索细胞转化为曲细精管的支持细胞；同时使间胚叶细胞衍变为间质细胞。此时，睾丸形成。

若胚胎细胞不含 Y 染色体，约在胚胎第 12 周，原始性腺发育。原始生殖细胞分化成初级卵母细胞，源自体腔上皮的性索皮质的扁平细胞发展为颗粒细胞，与源自间质的卵泡膜细胞围绕卵母细胞，构成原始卵泡，卵巢形成。此后，卵巢沿生殖嵴逐渐下降，到达盆腔内的特定位置。

（二）内生殖器衍变

约在胚胎第 8 周，衍化为睾丸的支持细胞分泌一种糖蛋白，称为副中肾管抑制因子，可使副中肾管退化。同时作为一种信号，副中肾管抑制因子启动睾丸间质细胞分泌睾酮。睾酮作用于中肾管，使其分化成输精管、附睾、射精管以及精囊。

若无副中肾管抑制因子，副中肾管不退化。约在胚胎第 9 周，双侧副中肾管上段形成输卵管；下段融合，其间的纵行间隔消失，形成子宫阴道管，并衬以柱状上皮。与泌尿生殖窦相连部位的子宫阴道管腔内充满上皮细胞，其部分来自泌尿生殖窦。混合的上皮细胞团凸入泌尿生殖窦，称为副中肾管结节。泌尿生殖窦上端细胞增生，形成实质性的窦-阴道球，并进一步增殖形成阴道板。阴道板逐渐扩展，增大了子宫和泌尿生殖窦之间的距离。同时，阴道板将泌尿生殖窦分为两部分：上部形成膀胱与尿道；下部分化成真正的尿生殖窦和阴道前庭。自胚胎 11 周起，阴道板中心部分细胞退化，发生腔化，形成阴道。

缺少副中肾管抑制因子，中肾管退化。约 1/4 的妇女留有中肾管的残痕，如发生在卵巢系膜的卵巢冠，卵巢旁冠以及子宫旁和阴道侧壁的中肾管囊肿。

（三）外生殖器发育

在内生殖器官分化同时，睾丸间质细胞分泌的雄激素在雏形外阴细胞内 5α-还原酶作用下，转变为二氢睾酮，并与其相应受体结合，使生殖结节分化为阴茎，泌尿生殖褶融合、闭合；同时使阴唇-阴囊隆突发育成阴囊。

若无睾酮的作用，生殖结节逐步缓慢地增大，形成阴蒂，同时泌尿生殖褶形成小阴唇；阴唇-阴囊隆突发育成大阴唇。

第二节　女性生殖器官解剖

女性生殖器官包括内、外生殖器官。内生殖器官位于骨盆内，骨盆的结构及形态与分娩密切相关；骨盆底组织承托内生殖器官，协助保持其正常位置。内生殖器官与盆腔内其他器官相邻，盆腔内某一器官病变可累及邻近器官。三者关系密切，相互影响。

一、内生殖器官

女性内生殖器包括阴道、子宫、输卵管及卵巢，后二者合称为子宫附件。

（一）阴道

1. 阴道组织结构

阴道为性交器官、月经血排出及胎儿娩出的通道。阴道位于真骨盆下部中央，呈上宽下窄的管道，前壁长 7 ~ 9 cm，与膀胱和尿道相邻，后壁长 10~12 cm，与直肠贴近。上端包绕宫颈，下端开口于阴道前庭后部。环绕宫颈周围的部分称阴道穹隆。按其位置分为前、后、左、右 4 部分，其中后穹隆最深，与直肠子宫陷凹紧密相邻，为盆腹腔最低部位，临床上可经此处穿刺或引流。

阴道壁由黏膜、肌层和弹力纤维组成。阴道黏膜为复层鳞状上皮，无腺体；阴道上端 1/3 处黏膜受性激素影响而有周期性变化。幼女或绝经后阴道黏膜变薄，皱褶少，伸缩性弱，局部抵抗力差，容易受感染。阴道表面有纵行的皱褶柱及与之垂直的横嵴，使阴道壁有较大的伸缩性。阴道肌层由外纵与内环形的两层平滑肌构成，肌层外覆纤维组织膜，其弹力纤维成分多于平滑肌纤维。阴道壁富于静脉丛，受创伤后易出血或形成血肿。

2. 阴道血供与淋巴回流

阴道全段分别由不同的动脉供血：阴道上段由子宫动脉的宫颈-阴道支供血，而中段由阴道动脉供血，下段主要由阴部内动脉和痔中动脉供血。阴道动脉、子宫动脉和阴部内动脉均为髂内动脉脏支，三者通过分支相互吻合。

阴道上段淋巴回流基本与宫颈相同，下段淋巴回流与外阴相同。

（二）子宫

子宫形似倒梨形，为空腔器官，是胚胎生长发育的场所。子宫长 7~8 cm，宽 4~5 cm，厚 2~3 cm；宫腔容量约 5 mL。子宫分为宫体及宫颈两部分。子宫体顶部称宫底部，宫底两侧为宫角，与输卵管相通。宫体与宫颈相连部较狭小，称子宫峡部，其上界平行子宫颈管的解剖学内口、下界平行子宫颈管的组织学内口。非孕期子宫峡部长约 1 cm。宫体与宫颈之比，婴儿期为 1：2，成年期为 2：1。

1. 子宫解剖组织学

子宫体和宫颈的组织结构不同。

（1）宫体

由浆膜层、肌层与子宫内膜层构成。

①浆膜层：为覆盖宫体的盆腔腹膜，与肌层紧连不能分离。在子宫峡部处，两者结合较松弛，腹膜向前返折覆盖膀胱底部，形成膀胱子宫陷凹，返折处腹膜称膀胱子宫返折腹膜。在子宫后面，宫体浆膜层向下延伸，覆盖宫颈后方及阴道后穹隆再折向直肠，形成直肠子宫陷凹（亦称道格拉斯陷凹）。

②肌层：由大量平滑肌组织、少量弹力纤维与胶原纤维组成，非孕时厚约 0.8 cm。子宫体肌层可分 3 层。a. 外层（浆膜下层）。肌纤维纵行排列，较薄，

是子宫收缩的起始点。b. 中层。占肌层大部分，呈交叉排列，在血管周围形成 8 字形围绕血管。c. 内层（黏膜下层）。肌纤维纵行排列。宫体肌层内有血管穿行，肌纤维收缩可压迫血管，能有效地制止血管出血。

③子宫内膜层。子宫内膜与肌层直接相贴，其间没有内膜下层组织。内膜可分 3 层：致密层、海绵层及基底层。致密层与海绵层对性激素敏感，在卵巢激素影响下发生周期性变化，又称功能层。基底层紧贴肌层，对卵巢激素不敏感，无周期性变化。

（2）宫颈

宫颈上端与子宫峡部相连，因解剖上狭窄，又称解剖学内口。在其稍下方处，宫腔内膜开始转变为宫颈黏膜，称组织学内口。宫颈腔呈梭形，称子宫颈管，未生育女性宫颈管长为 2.5～3 cm。宫颈管内的黏膜呈纵行皱襞。颈管下端为宫颈外口，未产妇的宫颈外口呈圆形；已产妇因分娩影响，宫颈外口可见大小不等的横裂，分为前唇及后唇。宫颈下端伸入阴道内的部分称宫颈阴道部，阴道以上的部分称宫颈阴道上部。

宫颈主要由结缔组织构成，含少量弹力纤维及平滑肌。宫颈管黏膜为单层高柱状上皮，黏膜层腺体可分泌碱性黏液，形成宫颈管内黏液栓，堵子宫颈外口。宫颈黏膜受卵巢激素影响发生周期性变化。宫颈阴道部被覆复层鳞状上皮。

宫颈鳞状上皮与柱状上皮交接部，称为鳞-柱状交接部或鳞-柱交接。根据其形态发生学变化，鳞-柱状交接部又分为原始鳞-柱状交接部和生理鳞-柱状交接部。

胎儿期，来源于泌尿生殖窦的鳞状上皮向上生长，至宫颈外口与宫颈管柱状上皮相邻，形成原始鳞-柱状交接部。青春期后，在雌激素作用下，宫颈发育增大，宫颈管黏膜组织外翻（假性糜烂），即宫颈管柱状上皮及其下的间质成分到达宫颈阴道部，导致原始鳞-柱状交接部外移；在阴道酸性环境或致病菌的作用下，宫颈阴道部外翻的柱状上皮被鳞状上皮替代，形成新的鳞-柱状交接部，称为生理鳞-柱状交接部。原始鳞-柱状交接部和生理性鳞-柱状交接部之间的区域称转化区（又称移行带）。在转化区形成过程中，新生的鳞状上皮覆盖宫颈腺管口或伸入腺管将腺管口堵塞，腺管周围的结缔组织增生或形成瘢痕压迫腺管，使腺管变窄或堵塞，腺体分泌物潴留于腺管内形成囊肿，称为宫颈腺囊肿。宫颈腺囊肿可作为辨认转化区的一个标志。绝经后雌激素水平下降，宫颈萎缩，原始鳞-柱状交接部退回至宫颈管内。

在转化区形成过程中，其表面被覆的柱状上皮逐渐被鳞状上皮所替代。替代的机制有以下两种方式。

（1）鳞状上皮化生：当鳞-柱交接位于宫颈阴道部时，暴露于阴道的柱状上皮受阴道酸性影响，柱状上皮下未分化储备细胞开始增生，并逐渐转化为鳞状上皮，继之柱状上皮脱落，而被复层鳞状细胞所替代，此过程称鳞状上皮化生。化生的鳞状上皮偶可分化为成熟的角化细胞，但一般均为大小形态一致，形圆而核大的未成熟鳞状细胞，无明显表层、中层、底层3层之分，也无核深染、异型或异常分裂象。化生的鳞状上皮既不同于宫颈阴道部的正常鳞状上皮，镜检时见到两者间的分界线；又不同于不典型增生，因而不应混淆。宫颈管腺上皮也可鳞化而形成鳞化腺体。

（2）鳞状上皮化：宫颈阴道部鳞状上皮直接长入柱状上皮与其基底膜之间，直至柱状上皮完全脱落而被鳞状上皮替代，称鳞状上皮化。多见于宫颈糜烂愈合过程中。愈合后的上皮与宫颈阴道部的鳞状上皮无区别。宫颈转化区是宫颈癌及其癌前病变的好发部位。

2. 子宫韧带

主要由结缔组织增厚而成，有的含平滑肌，具有维持子宫位置的功能。子宫韧带共有4对。

（1）阔韧带：子宫两侧翼形腹膜皱褶。起自子宫侧浆膜层，止于两侧盆壁；

上缘游离，下端与盆底腹膜相连。阔韧带由前后两叶腹膜及其间的结缔组织构成，疏松，易分离。阔韧带上缘腹膜向上延伸，内 2/3 包绕部分输卵管，形成输卵管系膜；外 1/3 包绕卵巢血管，形成骨盆漏斗韧带，又称卵巢悬韧带。阔韧带内有丰富的血管、神经及淋巴管，统称为子宫旁组织，阔韧带下部还含有子宫动静脉、其他韧带及输尿管。

（2）圆韧带：圆形条状韧带，长 12~14 cm。起自双侧子宫角的前面，穿行于阔韧带与腹股沟内，止于大阴唇前端。圆韧带由结缔组织与平滑肌组成，其肌纤维与子宫肌纤维连接，可使子宫底维持在前倾位置。

（3）主韧带：位于阔韧带下部，横行于宫颈阴道上部与子宫体下部侧缘达盆壁之间，又称宫颈横韧带。由结缔组织及少量肌纤维组成，与宫颈紧密相连，起固定宫颈的作用。子宫血管与输尿管下段穿越此韧带。

（4）宫骶韧带：从宫颈后面上部两侧起（相当于子宫峡部水平），绕过直肠而终于第 2~3 骶椎前面的筋膜内，由结缔组织及平滑肌纤维组织组成，外有腹膜遮盖。短厚坚韧，牵引宫颈向后、向上，维持子宫于前倾位置。

由于上述 4 对子宫韧带的牵拉与盆底组织的支托作用，使子宫维持在轻度前倾前屈位。

3. 子宫的血供

由子宫动脉供血。子宫动脉为髂内动脉前干分支，沿骨盆侧壁向下向前潜行，穿行阔韧带基底部，于子宫峡部外侧约 2 cm 处横跨输尿管至子宫侧缘，此后分为上、下两支：上支称宫体支，较粗，沿子宫侧迂曲上行，至宫角处又分为宫底支（分布于宫底部）、卵巢支（与卵巢动脉末梢吻合）及输卵管支（分布于输卵管）；下支称宫颈-阴道支，较细，分布于宫颈及阴道上段。

4. 子宫的淋巴回流

宫体与宫颈的淋巴回流不尽相同。

（1）宫体淋巴回流有五条通路：①宫底部淋巴常沿阔韧带上部淋巴网、经骨盆漏斗韧带至卵巢、向上至腹主动脉旁淋巴结；②子宫前壁上部沿圆韧带回流到腹股沟淋巴结；③子宫下段淋巴回流至宫旁、闭孔、髂内外及髂总淋巴结；④子宫后壁淋巴可沿宫骶韧带回流至直肠淋巴结；⑤子宫前壁也可回流至膀胱淋巴结。

（2）宫颈淋巴回流：宫颈淋巴主要经宫旁、闭孔、髂内、髂外及髂总淋巴结回流至腹主动脉旁淋巴结和（或）骶前淋巴结。

（三）输卵管

输卵管为卵子与精子结合场所及运送受精卵的管道。

1. 形态

自两侧子宫角向外伸展的管道，长 8~14 cm。输卵管内侧与宫角相连，走行于上端输卵管系膜间，外侧 1~1.5 cm（伞部）游离。根据形态不同，输卵管分为 4 部分：①间质部：潜行于子宫壁内的部分，短而腔窄，长约 1 cm；②峡部：紧接间质部外侧，长 2~3 cm，管腔直径约 2 mm；③壶腹部：峡部外侧，长 5~8 cm，管腔直径 6~8 mm；④伞部：输卵管的最外侧端，游离，开口于腹腔，管口为许多须状组织，呈伞状，故名伞部。伞部长短不一，常为 1~1.5 cm，有"拾卵"作用。

2. 解剖组织学

输卵管由浆膜层、肌层及黏膜层组成。

（1）浆膜层：即阔韧带上缘腹膜延伸包绕输卵管而成。

（2）肌层：为平滑肌，分外、中及内 3 层。外层纵行排列；中层环行，与环绕输卵管的血管平行；内层又称固有层，从间质部向外伸展 1 cm 后，内层便呈螺旋状。肌层有节奏地收缩可引起输卵管由远端向近端的端动。

（3）黏膜层：由单层高柱状上皮组成。黏膜上皮可分纤毛细胞、无纤毛细胞、楔状细胞及未分化细胞。4 种细胞具有不同的功能：纤毛细胞的纤毛摆动有助于输送卵子；无纤毛细胞可分泌对碘酸-雪夫反应（PAS）阳性的物质（糖原或中性黏多糖），又称分泌细胞；楔形细胞可能为无纤毛细胞的前身；未分化细胞又称游走细胞，为上皮的储备细胞。

输卵管肌肉的收缩和黏膜上皮细胞的形态、分泌及纤毛摆动均受卵巢激素影响，有周期性变化。

3. 输卵管血供

输卵管无其命名的动脉。输卵管由子宫动脉上支（宫体支）的分支（输卵管支）供血。

4. 输卵管淋巴回流

与卵巢淋巴回流相同。

（四）卵巢

卵巢是卵子产生与排出，并分泌甾体激素的性器官。

1. 形态

呈扁椭圆形，位于输卵管的后下方。以卵巢系膜连接于阔韧带后叶的部位称卵巢门，卵巢血管与神经由此出入卵巢。卵巢的内侧（子宫端）以卵巢固有韧带与子宫相连，外侧（盆壁端）以卵巢悬韧带（骨盆漏斗韧带）与盆壁相连。青春期以前，卵巢表面光滑；青春期开始排卵后，表面逐渐凹凸不平，表面呈灰白色。体积随年龄不同而变异较大，生殖年龄妇女卵巢约 4 cm×3 cm×1 cm 大小，重 5~6 g，绝经后卵巢逐渐萎缩变小变硬。

2. 解剖组织学

卵巢的表面无腹膜覆盖。卵巢表层为单层立方上皮即生发上皮，其下为一层纤维组织，称卵巢白膜。白膜下的卵巢组织分皮质与髓质两部分：外层为皮质，其中含有数以万计的始基卵泡和发育程度不同的囊状卵泡，年龄越大，卵泡数越少，皮质层也变薄；髓质是卵巢的中心部，无卵泡，与卵巢门相连，含有疏松的结缔组织与丰富的血管与神经，并有少量平滑肌纤维与卵巢韧带相连接。

3. 卵巢的血供

由卵巢动脉供血。卵巢动脉自腹主动脉分出，沿腰大肌前下行至盆腔，跨越输尿管与髂总动脉下段，随骨盆漏斗韧带向内横行，再经卵巢系膜进入卵巢内。进入卵巢门前分出若干分支供应输卵管，其末梢在宫角旁侧与子宫动脉上行的卵巢支相吻合。右侧卵巢静脉回流至下腔静脉，左侧卵巢静脉可回流至左肾静脉。

4. 卵巢的淋巴回流

有三条通路：沿卵巢骨盆漏斗韧带入卵巢淋巴管，向上回流至腹主动脉旁淋巴结；②沿卵巢门淋巴管达髂内、髂外淋巴结，再经髂总淋巴结至腹主动脉旁淋巴结；③偶沿圆韧带入髂外及腹股沟淋巴结。

（五）内生殖器的神经支配

主要由交感神经与副交感神经所支配。交感神经纤维自腹主动脉前神经丛分出，下行入盆腔分为两部分：①骶前神经丛：大部分在宫颈旁形成骨盆神经丛，分布于宫体、宫颈、膀胱上部等；②卵巢神经丛：分布于卵巢和输卵管。骨盆神经丛中来自第Ⅱ、Ⅲ、Ⅳ骶神经的副交感神经纤维，并含有向心传导的感觉神经纤维。

子宫平滑肌有自主节律活动，完全切除其神经后仍有节律收缩，还能完成分娩活动，临床上可见低位截瘫的产妇仍能顺利自然分娩。

二、外生殖器官

女性外生殖器是指生殖器官外露的部分，又称外阴，位于两股内侧间，前为耻骨联合，后为会阴。

（一）外生殖器组织结构

外生殖器包括以下组织。

1. 阴阜

阴阜指耻骨联合前面隆起的脂肪垫。青春期发育时，其上的皮肤开始生长卷曲的阴毛，呈尖端向下三角形分布，底部两侧阴毛向下延伸至大阴唇外侧面。阴毛的疏密与色泽因个体和种族不同而异。阴毛为第二性征之一。

2. 大阴唇

自阴阜向下、向后止于会阴的一对隆起的皮肤皱襞。外侧面为皮肤，皮层内有皮脂腺和汗腺，多数妇女的大阴唇皮肤有色素沉着；内侧面湿润似黏膜。大阴唇皮下组织松弛，脂肪中有丰富的静脉、神经及淋巴管，若受外伤，容易形成血肿，疼痛较甚。

3. 小阴唇

位于大阴唇内侧的一对薄皱襞。小阴唇大小、形状因人而异。有的小阴唇被大阴唇遮盖，有的则可伸展至大阴唇外。两侧小阴唇前端互相融合，再分为两叶包绕阴蒂，前叶形成阴蒂包皮，后叶与对侧结合形成阴蒂系带。两侧小阴唇后方则与大阴唇后端相结合，在正中线形成阴唇系带。小阴唇表面湿润、微红，表面为复层鳞状上皮，无阴毛，富含皮脂腺，极少汗腺。神经末梢丰富，故非常敏感。

4. 阴蒂

位于两侧小阴唇顶端下，为与男性阴茎相似的海绵样组织，具有勃起性。分阴蒂头、阴蒂体及两个阴蒂脚三部分。阴蒂头显露于外阴，直径 6～8 mm，神经末梢丰富，极敏感。两阴蒂脚各附于两侧耻骨支。

5. 阴道前庭

为两侧小阴唇之间的菱形区域，前为阴蒂，后方以阴唇系带为界。前庭区域内有尿道口、阴道口。阴道口与阴唇系带之间一浅窝称舟状窝（又称阴道前庭窝），经产妇受分娩影响，此窝消失。

（1）尿道口：位于阴蒂下方。尿道口为圆形，但其边缘折叠而合拢。两侧后方有尿道旁腺，开口极小，为细菌潜伏处。

（2）前庭大腺：又称巴多林腺。位于大阴唇后部，被球海绵体肌覆盖，如黄豆大小，左右各一，腺管细长（1~2 cm），开口于前庭后方小阴唇与处女膜之间的沟内。在性刺激下，腺体分泌黏液样分泌物，起润滑作用。正常情况下不能触及此腺。若腺管口闭塞，可形成囊肿或脓肿。

（3）前庭球：又称球海绵体，位于前唇两侧，由具有勃起性的静脉丛组成，表面覆有球海绵体肌。

（4）阴道口和处女膜：位于前庭的后半部。覆盖阴道口的一层有孔薄膜，称处女膜，其孔呈圆形或新月形，较小，可通指尖，少数膜孔极小或呈筛状，或有中隔、伞状，后者易被误认为处女膜已破。极少数处女膜组织坚韧，需手术切开。初次性交可使处女膜破裂，受分娩影响产后仅留有处女膜痕。

（二）外生殖器的血供

外生殖器主要由阴部内动脉供血。阴部内动脉为髂内动脉前干终支，经坐骨大孔的梨状肌下孔穿出骨盆腔，绕过坐骨棘背面，再经坐骨小孔到达会阴及肛门，后分4支：①痔下动脉：供应直肠下段及肛门部；②会阴动脉：分布于会阴浅部；③阴唇动脉：分布于大、小阴唇；④阴蒂动脉：分布于阴蒂及前庭球。

（三）外生殖器的淋巴回流

外阴淋巴回流至腹股沟浅淋巴结，然后可至腹股沟深淋巴结（股深淋巴结），汇入闭孔、髂内等淋巴结。

（四）外生殖器的神经支配

外阴部神经主要来自阴部神经。阴部神经由第Ⅱ、Ⅲ及Ⅳ骶神经的分支组成，含感觉和运动神经纤维。在坐骨结节内侧下方阴部神经分成 3 支：会阴神经、阴蒂背神经及肛门神经（又称痔下神经），分布于会阴、阴唇、阴蒂、肛门周围。

三、邻近器官

女性生殖器官与输尿管（盆腔段）、膀胱以及乙状结肠、阑尾、直肠在解剖上相邻。当女性生殖器官病变时，可影响相邻器官，增加诊断与治疗上的困难，反之亦然。女性生殖器官的起始与泌尿系统相同，故女性生殖器官发育异常时，也可能伴有泌尿系统的异常。

（一）尿道

尿道开口于阴蒂下约 2.5 cm 处。由于女性尿道较直而短，又接近阴道，易引起泌尿系统感染。

（二）膀胱

位于子宫及阴道上部的前面。膀胱后壁与宫颈、阴道前壁相邻，其间仅含少量疏松结缔组织，易分离。因膀胱子宫陷凹腹膜前覆膀胱顶、后连子宫体浆膜层，故膀胱充盈与否，会影响子宫体的位置。

（三）输尿管

输尿管下行进入骨盆入口时与骨盆漏斗韧带相邻；在阔韧带基底部潜行至宫

颈外侧约 2 cm 处，潜于子宫动静脉下方（临床上喻之"桥下有水"）；又经阴道侧穹隆上方绕前进入膀胱壁。在施行附件切除或子宫动脉结扎时，要避免损伤输尿管。

（四）直肠

直肠前为子宫及阴道，后为骶骨。直肠上部有腹膜覆盖，至中部腹膜转向前方，覆盖子宫后面，形成子宫直肠陷凹。

（五）阑尾

妊娠期阑尾的位置亦可随子宫增大而逐渐向外上方移位。有的阑尾下端可到达输卵管及卵巢处，阑尾炎炎症时有可能累及输卵管及卵巢，应仔细鉴别诊断。

四、骨盆

骨盆为胎儿娩出的骨产道，骨盆的结构、形态及其组成骨间径与阴道分娩密切相关。骨盆形态或组成骨间径线异常可引起分娩异常。

（一）骨盆结构、形态对阴道分娩的影响

1. 骨盆结构对阴道分娩的影响

骨盆系由骶骨、尾骨及左右两块髋骨组成。

骶骨形似三角，前面凹陷成骶窝，底的中部前缘凸出，形成骶岬（相当于髂总动脉分叉水平）。骶岬是妇科腹腔镜手术的重要标志之一，也是产科骨盆内测量对角径的重要据点。

骶尾关节为略可活动的关节。分娩时，下降的胎头可使尾骨向后。若骨折或病变可使骶尾关节硬化，尾骨翘向前方，致使骨盆出口狭窄，影响分娩。

2. 骨盆形态对阴道分娩的影响

根据骨盆形状（按 Callwell 与 Moloy 分类）分为 4 种类型。

（1）女型：骨盆入口呈横椭圆形，髂骨翼宽而浅，入口横径较前后径稍长，耻骨弓较宽，坐骨棘间径≥10 cm。为女性正常骨盆，最适宜分娩。在我国妇女骨盆类型中占 52%～58.9%。

（2）扁平型：骨盆入口呈扁椭圆形，前后径短而横径长。耻骨弓宽，骶骨失去正常弯度，变直后翘或深弧形，故骶骨短而骨盆浅。在我国妇女中较为常见，占 23.2%～29%。

（3）类人猿型：骨盆入口呈长椭圆形，骨盆入口、中骨盆和骨盆出口的横径均缩短，前后径稍长。坐骨切迹较宽，两侧壁稍内聚，坐骨棘较突出，耻骨弓较窄，但骶骨向后倾斜，故骨盆前部较窄而后部较宽。骶骨往往有 6 节且较直，故骨盆较其他类型深。在我国妇女中占 14.2%～18%。

（4）男型：骨盆入口略呈三角形，两侧壁内聚，坐骨棘突出，耻骨弓较窄，坐骨切迹窄呈高弓形，骶骨较直而前倾，致出口后矢状径较短。因男性骨盆呈漏斗形，往往造成难产。此型骨盆较少见，在我国妇女中仅占 1%～3.7%。

骨盆的形态、大小除种族差异外，还受遗传、营养与性激素的影响。上述四种基本类型只是理论上归类，临床多见混合型骨盆。

（二）产科的重要标志

以耻骨联合上缘、髂耻线及骶岬上缘的连线为界，将骨盆分为上下两部分：上方为假骨盆（又称大骨盆），下方为真骨盆（又称小骨盆）。假骨盆的前方为腹壁下部组织，两侧为髂骨翼，后方为第 5 腰椎。假骨盆与分娩无关，但其某些径线的长短关系到真骨盆的大小，测量假骨盆的径线可作为了解真骨盆情况的参考。真骨盆是胎儿娩出的骨产道，可分为 3 部分：骨盆入口、骨盆腔及骨盆出口。骨盆腔为一前壁短、后壁长的弯曲管道：前壁是耻骨联合，长约 4.2 cm；后壁是骶骨与尾骨，骶骨弯曲的长度约 11.8 cm；两侧为坐骨、坐骨棘及骶棘韧带。坐骨棘位于真骨盆腔中部，在产程中是判断胎先露下降程度的重要骨性标志。

骶棘韧带宽度即坐骨切迹宽度，是判断中骨盆是否狭窄的重要指标。妊娠期受性激素的影响，韧带较松弛，各关节的活动性亦稍有增加，有利于胎儿娩出。

两侧坐骨结节前缘的连线将骨盆底分为前、后两部：前部为尿生殖三角，又称尿生殖区，有尿道和阴道通过；后部为肛门三角，又称肛区，有肛管通过。

妇产科临床上，会阴是指阴道口与肛门之间的软组织，厚 3~4 cm，由外向内逐渐变窄呈楔状，表面为皮肤及皮下脂肪，内层为会阴中心腱，又称会阴体。妊娠期会阴组织变软，有很大的伸展性；分娩时，其厚度可由非孕期的 3~4 cm 变成薄膜状，有利于分娩的进行。分娩时要保护此区，以免造成会阴裂伤。

（三）骨盆底组织与妇产科病变

骨盆底是封闭骨盆出口的软组织，由多层肌肉和筋膜组成（外层：球海绵体肌、坐骨海绵体肌、会阴浅横肌、肛门外括约肌；中层：泌尿生殖膈；内层：由两侧的耻尾肌、髂尾肌及坐尾肌共同构成的肛提肌）。骨盆底组织承托并保持盆腔脏器（如内生殖器、膀胱及直肠等）位于正常位置。若盆底组织结构和功能缺陷，可导致盆腔脏器膨出、脱垂或引起分娩障碍；而分娩处理不当，亦可损伤骨盆底组织或影响其功能。

第二章　女性生殖系统生理

女性生殖系统具有生殖和内分泌双重生理功能，与机体其他系统的功能相互联系、相互影响。熟悉女性生殖系统生理功能及其调控机制是诊断治疗生殖内分泌疾病的基础。

第一节　女性一生各阶段生理特点

女性从胚胎形成到衰老是一个渐进的生理过程，它体现了下丘脑-垂体-卵巢轴功能发育、成熟和衰退的变化过程。根据年龄和生理特征可将女性一生分为七个阶段，但其并无截然界限，可因遗传、环境、营养等因素的影响存在个体差异。

一、胎儿期

胎儿期是指从卵子受精至出生，共 266 日（从末次月经算起 280 日）。受精卵是由父系和母系来源的 23 对（46 条）染色体组成的新个体，其中 1 对染色体在性发育中起决定性作用，称性染色体。性染色体 X 与 Y 决定着胎儿的性别，即 XY 合子发育为男性，XX 合子发育为女性。胚胎 6 周后原始性腺开始分化，若胚胎细胞不含 Y 染色体，或 Y 染色体短臂上缺少决定男性性别的睾丸决定因子基因时，性腺分化缓慢，至胚胎 8~10 周性腺组织出现卵巢的结构。卵巢形成后，因无雄激素，无副中肾管抑制因子，所以中肾管退化，两条副中肾管发育成为女性生殖道。

二、新生儿期

出生后 4 周内称新生儿期。女性胎儿由于受胎盘及母体性腺产生的女性激素影响，其外阴较丰满，子宫、卵巢有一定程度的发育，乳房略隆起或少许泌乳。出生后脱离母体环境，血中女性激素水平迅速下降，可出现少量阴道流血。这些均属生理现象，短期内即可消退。

三、儿童期

从出生 4 周到 12 岁左右称儿童期。儿童早期（8 岁之前）下丘脑-垂体-卵巢轴功能处于抑制状态，这与下丘脑、垂体对低水平雌激素（≤10pg/ mL）的负反馈及中枢性抑制因素高度敏感有关。此期生殖器为幼稚型。外阴和阴道上皮很薄，阴道狭长，无皱襞，细胞内缺乏糖原，阴道酸度低，抵抗力弱，易发生炎症；宫体较小，而宫颈较长，两者比例为 1：2，子宫肌层薄；输卵管弯曲而细长；卵巢长而窄，卵泡虽能大量自主生长，但仅发育到窦前期即萎缩、退化。子宫、输卵管及卵巢均位于腹腔内。儿童后期（约 8 岁起）下丘脑促性腺激素释放激素（gonadotropin releasing hormone，GnRH）抑制状态解除，卵巢内卵泡受促性腺激素的影响有一定发育并分泌性激素，但仍达不到成熟阶段。卵巢形态逐步变为扁卵圆形。子宫、输卵管及卵巢逐渐降至盆腔。皮下脂肪在胸、髋、肩部及外阴部堆积，乳房开始发育，初显女性特征。

四、青春期

由儿童期向性成熟期过渡的一段快速生长时期，是内分泌、生殖、体格、心理等逐渐发育成熟的过程。世界卫生组织（WHO）规定青春期为 10~19 岁。

青春期的发动通常始于 8~10 岁，此时中枢性负反馈抑制状态解除，促性腺激素释放激素开始呈脉冲式释放，继而引起促性腺激素和卵巢性激素水平升高、第二性征出现，并最终获得成熟的生殖功能。青春期发动的时间主要取决于遗传因素，此外尚与地理位置、体质、营养状况以及心理精神因素有关。

女性青春期第一性征的变化是在促性腺激素作用下，卵巢增大，卵泡开始发育和分泌雌激素，生殖器从幼稚型变为成人型。阴阜隆起，大、小阴唇变肥厚并有色素沉着；阴道长度及宽度增加，阴道黏膜变厚并出现皱襞；子宫增大，尤其宫体明显增大，宫体与宫颈的比例为2：1；输卵管变粗，弯曲度减小，黏膜出现许多皱襞与纤毛；卵巢增大，皮质内有不同发育阶段的卵泡，致使卵巢表面稍呈凹凸不平。此时虽已初步具有生育能力，但整个生殖系统的功能尚未完善。

除生殖器官以外，其他女性特有的性征即第二性征包括音调变高，乳房发育，出现阴毛及腋毛，骨盆横径发育大于前后径，胸、肩部皮下脂肪增多等，这些变化呈现女性特征。

青春期按照顺序先后经历以下四个不同的阶段，各阶段有重叠，共需大约4.5年的时间。

（一）乳房萌发

乳房萌发是女性第二性征的最初特征。一般女孩接近10岁时乳房开始发育，约经过3.5年时间发育为成熟型。

（二）肾上腺功能

初现青春期肾上腺雄激素分泌增加引起阴毛和腋毛的生长，称为肾上腺功能初现。阴毛首先发育，约2年后腋毛开始发育。该阶段肾上腺皮质功能逐渐增强，血液循环中脱氢表雄酮（DHEA）、硫酸脱氢表雄酮（DHEAS）和雄烯二酮升高，肾上腺17α-羟化酶和17，20-裂解酶活性增强。肾上腺功能初现提示下丘脑-垂体-肾上腺雄性激素轴功能近趋完善。

（三）生长加速

11~12 岁青春期少女体格生长呈直线加速，平均每年生长 9 cm，月经初潮后生长减缓。青春期生长加速是由于雌激素、生长激素和胰岛素样生长因子-Ⅰ分泌增加所致。

（四）月经初潮

女孩第一次月经来潮称月经初潮，为青春期的重要标志。月经初潮平均晚于乳房发育 2.5 年时间。月经来潮提示卵巢产生的雌激素足以使子宫内膜增殖，雌激素达到一定水平且有明显波动时，引起子宫内膜脱落即出现月经。由于此时中枢对雌激素的正反馈机制尚未成熟，有时即使卵泡发育成熟也不能排卵，故月经周期常不规律，经 5~7 年建立规律的周期性排卵后，月经才逐渐正常。

此外，青春期女孩发生较大心理变化，出现性别意识，对异性有好奇心，情绪和智力发生明显变化，容易激动，想象力和判断力明显增强。

五、性成熟期

卵巢功能成熟并有周期性性激素分泌及排卵的时期称为性成熟期，一般自 18 岁左右开始，历时约 30 年。在性成熟期，生殖器官及乳房在卵巢分泌的性激素作用下发生周期性变化，此阶段是妇女生育功能最旺盛的时期，故亦称生育期。

六、绝经过渡期

卵巢功能开始衰退至最后一次月经的时期。可始于 40 岁，历时短至 1~2 年，长至 10 余年。此期由于卵巢功能逐渐衰退，卵泡不能发育成熟及排卵，因而月经不规律，常为无排卵性月经。最终由于卵巢内卵泡自然耗竭，对垂体促性腺激素丧失反应，导致卵巢功能衰竭，月经永久性停止，称绝经。中国妇女平均绝经年龄在 50 岁左右。以往一直采用"更年期"一词来形容女性这一特殊生理变更时期。由于更年期概念模糊，1994 年 WHO 废除"更年期"这一术语，推荐采用"围绝经期"一词，将其定义为从卵巢功能开始衰退直至绝经后 1 年内的时期。女性在绝经前后由于雌激素水平降低，可出现血管舒缩障碍和精神神经症状，在机体自主神经系统的调节和代偿下，大多数妇女无明显症状，部分妇女可出现潮热、出汗、失眠、抑郁或烦躁等，称为绝经综合征。

七、绝经后期

为绝经后的生命时期。在早期阶段，卵巢虽然停止分泌雌激素，但其间质仍能分泌少量雄激素，此期由雄激素在外周转化而来的雌酮成为循环中的主要雌激素。妇女 60 岁以后机体逐渐老化，进入老年期。此期卵巢功能已完全衰竭，除整个机体发生衰老改变外，生殖器官进一步萎缩老化，主要表现为雌激素水平低落，不足以维持女性第二性征，易感染发生老年性阴道炎，骨代谢失常引起骨质疏松，易发生骨折。

第二节 卵巢周期

卵巢为女性的性腺，其主要功能为产生卵子并排卵和分泌女性激素。

从青春期开始到绝经前，卵巢在形态和功能上发生周期性变化称为卵巢周期。

一、卵泡发育和排卵

胚胎期，卵泡即已自主发育和闭锁；从青春期开始，卵泡周而复始地不断发育、成熟直至绝经前。

（一）卵泡发育

卵泡发育主要包括卵巢周期前卵泡形成与发育和卵巢周期中卵泡发育与成熟。

1. 卵巢周期前卵泡形成与发育

卵子的发生始于原始生殖细胞（primordial germ cell，PGCs）的形成，PGCs 起源于卵黄囊尾侧的内胚层细胞，在胚胎发育过程中 PGCs 缓慢迁移至生殖嵴表面。胚胎 6~8 周时，PGCs 不断有丝分裂，细胞数增多，体积增大，称为卵原细胞，约 60 万个。自胚胎 11~12 周开始卵原细胞进入第一次减数分裂，并静止于前期双线期，改称为初级卵母细胞。第一次减数分裂停滞主要与颗粒细胞分泌的某些物质抑制卵母细胞减数分裂的进行有关，如卵母细胞成熟抑制物和环磷酸腺苷（cAMP）等。胚胎 16~20 周时生殖细胞数目达到高峰，两侧卵巢共含 600 万~700 万个（卵原细胞占 1/3，初级卵母细胞占 2/3）。胚胎 16 周至生后 6 个月，单层梭形前颗粒细胞围绕着停留于减数分裂双线期的初级卵母细胞形成始基卵泡，这是女性的基本生殖单位，也是卵细胞储备的唯一形式。胎儿期的卵泡不断闭锁，出生时剩 100 万~200 万个，儿童期多数卵泡退化，至青春期只剩下 30 万~40 万个。

卵泡自胚胎形成后即进入自主发育和闭锁的轨道，此过程不依赖于促性腺激素，其机制尚不清楚。

2. 卵巢周期中卵泡发育和成熟

进入青春期后，卵泡由自主发育推进至发育成熟的过程则依赖于促性腺激素的刺激。生育期每月发育一批（3~11 个）卵泡，经过募集、选择，其中一般只有一个优势卵泡可达完全成熟，并排出卵子。其余的卵泡发育到一定程度通过细胞凋亡机制而自行退化，称卵泡闭锁。女性一生中一般只有 400~500 个卵泡发育成熟并排卵，仅占总数的 0.1% 左右。

卵泡的发育始于始基卵泡到初级卵泡的转化即启动募集，始基卵泡可以在卵巢内处于休眠状态数十年。始基卵泡发育远在月经周期起始之前，从始基卵泡至形成窦前卵泡需 9 个月以上的时间，从窦前卵泡发育到成熟卵泡经历持续生长期（1~4 级卵泡）和指数生长期（5~8 级卵泡），共需 85 日，实际上跨越了 3 个月经周期。

根据卵泡的形态、大小、生长速度和组织学特征，可将其生长过程分为以下几个阶段。

（1）始基卵泡：又称原始卵泡，位于卵巢皮质浅层，直径约 30~60 μm，由停留于减数分裂双线期的初级卵母细胞被单层梭形前颗粒细胞围绕而形成。初级卵母细胞呈圆形，直径 30~40 μm，核大而圆，染色质稀疏，核仁大而明显，胞质嗜酸性。

（2）窦前卵泡：始基卵泡的梭形前颗粒细胞分化为单层立方形细胞之后称为初级卵泡。初级卵泡直径大约 60 μm，卵泡内的初级卵母细胞体积增大，核大呈泡状，核仁深染，胞质内高尔基复合体、粗面内质网、游离核糖体等均增多。与此同时，初级卵母细胞和颗粒细胞合成和分泌黏多糖，在卵母细胞周围形成一透明环形区，称透明带，人类透明带上至少含有三种糖蛋白，即 ZP1、ZP2、ZP3。颗粒细胞的胞膜突起可穿过透明带与卵子的胞膜形成缝隙连接，为卵子的信息传递和营养提供了通道。

初级卵泡颗粒细胞的增殖使细胞的层数增至 6~8 层（600 个细胞以下），卵泡进一步增大并进入卵巢髓质，直径约 120 μm，称为次级卵泡。颗粒细胞内出现卵泡刺激素、雌激素（estrogen，E）和雄激素（androgen，A）3 种受体，具备了对上述激素的反应性。卵泡基底膜附近的梭形细胞形成两层卵泡膜，即卵泡内膜和卵泡外膜。卵泡内膜细胞出现 LH 受体，具备了合成甾体激素的能力。

（3）窦状卵泡：在雌激素和 FSH 的协同作用下，颗粒细胞间积聚的卵泡液增加，最后融合形成卵泡腔，卵泡增大直径达 500 μm，称为窦状卵泡。窦状卵泡发育的后期，相当于前一卵巢周期的黄体晚期及本周期卵泡早期，血清 FSH 水平及其生物活性增高，超过一定阈值后，卵巢内有一组窦状卵泡群进入了"生长发育轨道"，这种现象称为周期募集。约在月经周期第 7 日，在被募集的发育卵泡群中，FSH 阈值最低的一个卵泡，优先发育成为优势卵泡，其余的卵泡逐渐退化闭锁，这个现象称为选择。月经周期第 11～13 日，优势卵泡增大至 18 mm 左右，分泌雌激素量增多，使血清雌激素量达到 300pg/ mL 左右。不仅如此，在 FSH 刺激下，颗粒细胞内又出现了 LH 受体及 PRL 受体，具备了对 LH、PRL 的反应性。此时便形成了排卵前卵泡。

（4）排卵前卵泡：为卵泡发育的最后阶段，亦称成熟卵泡或格拉夫卵泡。卵泡液急骤增加，卵泡腔增大，卵泡体积显著增大，直径可达 18～23 mm，卵泡向卵巢表面突出，其结构从外到内依次为：

①卵泡外膜：为致密的卵巢间质组织，与卵巢间质无明显界限。

②卵泡内膜：从卵巢皮质层间质细胞衍化而来，细胞呈多边形，较颗粒细胞大，此层含丰富血管。

③颗粒细胞层：分布在卵泡腔周围的颗粒细胞，细胞呈立方形，细胞间无血管存在，营养来自外周的卵泡内膜。

④卵泡腔：腔内充满大量清澈的卵泡液和雌激素。

⑤卵丘：由于卵泡腔的扩大，卵母细胞周围的颗粒细胞被挤到卵泡的一侧，呈丘状突出于卵泡腔，称为卵丘，卵细胞深藏其中。

⑥放射冠：直接围绕卵细胞的一层颗粒细胞，呈放射状排列。

⑦透明带：在放射冠与卵细胞之间有一层很薄的透明膜，称透明带。

（二）排卵

卵母细胞及其外面的透明带、放射冠和卵丘共同形成的卵冠丘复合体（oocyte corona cumulus complex，OCCC）一起排出的过程称排卵。排卵过程包括卵母细胞完成第一次减数分裂和卵泡壁胶原层的分解及小孔形成后卵子的排出活动。排卵前，成熟卵泡分泌的雌二醇在循环中达到对下丘脑起正反馈调节作用的峰值（$E_2 \geqslant 200$ pg/ mL），并持续 48 小时以上时，可促使下丘脑 GnRH 的大量释放，继而引起垂体释放促性腺激素，出现 LH/FSH 峰。LH 峰是即将排卵的可靠指标，出现于卵泡破裂前 36 小时，平均持续约 48 小时。LH 峰使初级卵母细胞完成第一次减数分裂，排出第一极体，成熟为次级卵母细胞。次级卵母细胞随即进行第二次减数分裂，并停滞于第二次减数分裂中期（metaphase Ⅱ，M Ⅱ）称为成熟卵子，具备了受精能力。在 LH 峰作用下排卵前卵泡黄素化，产生少量孕酮。LH/FSH 排卵峰与孕酮协同作用，激活卵泡液内蛋白溶酶活性，使卵泡壁隆起尖端部分的胶原消化形成小孔，称排卵孔。排卵前卵泡液中前列腺素显著增加，排卵时达高峰。前列腺素可促进卵泡壁释放蛋白溶酶，刺激卵巢平滑肌收缩，有助于排卵。排卵多发生在下次月经来潮前 14 日左右，卵子可由两侧卵巢轮流排出，也可由一侧卵巢连续排出。卵子排出后，经输卵管伞部捡拾、输卵管壁蠕动以及输卵管黏膜纤毛活动等协同作用进入输卵管壶腹部与峡部连接处等待受精。排出的卵子若受精，方能完成第二次减数分裂，同时排出第二极体，形成受精卵。排卵后 12~24 小时卵子即失去受精能力。

（三）黄体形成及退化

排卵后卵泡液流出，卵泡腔内压下降，卵泡壁塌陷，形成许多皱襞，卵泡壁的卵泡颗粒细胞和卵泡内膜细胞向内侵入，周围由卵泡外膜包围，共同形成黄体。卵泡颗粒细胞和卵泡内膜细胞在 LH 排卵峰的作用下进一步黄素化，分别形成颗粒黄体细胞及卵泡膜黄体细胞。两种黄体细胞都含有胡萝卜素，该色素含量多寡决定黄体颜色的深浅。黄体细胞的直径由原来的 12 ~ 14 μm 增大到 35~50 μm。在血管内皮生长因子作用下颗粒细胞血管化。排卵后 7~8 日（相当于月经周期第 22 日左右）黄体体积和功能达到高峰，直径 1~2 cm，外观黄色。正常黄体功能的建立需要理想的排卵前卵泡发育，特别是 FSH 刺激，以及一定水平的持续性 LH 维持。

若排出的卵子受精，则黄体在胚胎滋养细胞分泌的绒毛膜促性腺激素作用下增大，转变为妊娠黄体，至妊娠 3 个月末退化。此后胎盘形成并分泌甾体激素维持妊娠。

若卵子未受精，黄体在排卵后 9~10 日开始退化，黄体功能限于 14 日，其机制尚未完全明确，可能与其分泌的雌激素溶黄体作用有关，其作用由卵巢局部前列腺素和内皮素－Ⅰ所介导。黄体退化时黄体细胞逐渐萎缩变小，周围的结缔组织及成纤维细胞侵入黄体，逐渐由结缔组织所代替，组织纤维化，外观色白，称白体。黄体衰退后月经来潮，卵巢中又有新的卵泡发育，开始新的周期。

二、卵巢性激素的合成及分泌

卵巢合成及分泌的性激素主要为雌激素、孕激素及少量雄激素，均为甾体激素。卵泡膜细胞和颗粒细胞为排卵前雌激素的主要来源，黄体细胞在排卵后分泌大量的孕激素及雌激素。雄激素（睾酮）主要由卵巢门细胞产生。

（一）甾体激素的基本化学结构

甾体激素属类固醇激素，其基本化学结构为环戊烷多氢菲环。由 3 个 6-碳环和 1 个 5-碳环组成，其中第 1 个为苯环，第 2 个为萘环，第 3 个为菲环外加环戊烷，它们构成类固醇激素的核心结构。根据碳原子数目分为 3 组：①21-碳类固醇：包括孕酮，基本结构是孕烷核；②19-碳类固醇：包括所有雄激素，基本结构是雄烷核；③18-碳类固醇：包括雌二醇、雌酮、雌三醇，基本结构为雌烷核。

（二）甾体激素的生物合成与分泌

卵巢甾体激素生物合成需要多种羟化酶及芳香化酶的作用，它们都属于细胞色素 P450 超基因家族。在 LH 的刺激下，卵泡膜细胞内胆固醇经线粒体内细胞色素 P450 侧链裂解酶催化，形成孕烯醇酮，这是性激素合成的限速步骤。孕烯醇酮合成雄烯二酮有 $\triangle^4$ 和 $\triangle^5$ 两条途径。卵巢在排卵前以 $\triangle^5$ 途径合成雌激素，排卵后可通过 $\triangle^4$ 和 $\triangle^5$ 两条途径合成雌激素。孕酮的合成是通过 $\triangle^4$ 途径。卵巢雌激素的合成是由卵泡膜细胞与颗粒细胞在 FSH 与 LH 的共同作用下完成的：LH 与卵泡膜细胞 LH 受体结合后可使胆固醇形成睾酮和雄烯二酮，后二者进入颗粒细胞内成为雌激素的前身物质；FSH 与颗粒细胞上 FSH 受体结合后激活芳香化酶，将睾酮和雄烯二酮分别转化为雌二醇和雌酮，进入血液循环和卵泡液中。这就是 Falck（1959 年）提出的雌激素合成的两细胞-两促性腺激素学说。

（三）甾体激素的运输及代谢

甾体激素主要在肝内代谢，在肝内经葡萄糖醛酸转移酶等作用，发生甾体激素的结构破坏、解离等。雌二醇的代谢产物为雌酮及其硫酸盐、雌三醇、2 羟雌酮等，主要经肾脏排出；经胆汁排入肠内可再吸收入肝，即肝肠循环。孕激素主要代谢为孕二醇，经肾脏排出体外；睾酮代谢为雄酮、原胆烷醇酮，主要以葡萄糖醛酸盐的形式经肾脏排出体外。

（四）卵巢性激素分泌的周期性变化

1. 雌激素

卵泡开始发育时，只分泌少量雌激素；至月经第 7 日卵泡分泌雌激素量迅速增加，于排卵前形成高峰，排卵后稍减少。约在排卵后 1~2 日，黄体开始分泌雌激素使血液循环中雌激素又逐渐上升。约在排卵后 7~8 日黄体成熟时，形成血液循环中雌激素第二高峰，此峰低于排卵前第一高峰。此后，黄体萎缩，雌激素水平急剧下降，于月经期前达最低水平。

2. 孕激素

卵泡期卵泡不分泌孕酮，排卵前成熟卵泡的颗粒细胞在 LH 排卵高峰的作用下黄素化，并开始分泌少量孕酮；排卵后黄体分泌孕酮逐渐增加，至排卵后 7~8 日黄体成熟时，分泌量达最高峰，以后逐渐下降，到月经来潮时降至卵泡期水平。

3. 雄激素

女性雄激素主要来自肾上腺，卵巢也能分泌部分雄激素，包括睾酮、雄烯二酮和脱氢表雄酮。卵巢内泡膜层是合成分泌雄烯二酮的主要部位，卵巢间质细胞和门细胞主要合成与分泌睾酮。排卵前循环中雄激素升高，一方面可促进非优势卵泡闭锁，另一方面可提高性欲。

（五）卵巢性激素的作用

1. 雌激素的生理作用

（1）子宫内膜：使内膜间质和腺体增殖和修复。

（2）子宫肌：促进子宫平滑肌细胞的增生肥大，使肌层增厚；增进血运，促使和维持子宫发育；增加子宫平滑肌对缩宫素的敏感性。

（3）宫颈：使宫颈口松弛、扩张，宫颈黏液分泌增加，性状变稀薄，富有弹性，易拉成丝状，有利于精子通过。

（4）输卵管：促进输卵管肌层发育及上皮的分泌活动，并可加强输卵管肌节律性收缩的振幅。

（5）阴道上皮：促进阴道上皮基底层细胞增生、分化、成熟及表浅上皮细胞角化，黏膜变厚，并增加细胞内糖原含量，使阴道维持酸性环境。

（6）外生殖器：使阴唇发育、丰满、色素加深。

（7）第二性征：使乳腺管增生，乳头、乳晕着色，促使其他第二性征发育。

（8）卵巢：协同促性腺激素促使卵泡发育。

（9）下丘脑、垂体：通过对下丘脑和垂体的正负反馈调节，控制促性腺激素的分泌。

（10）代谢作用：促进水钠潴留；促进肝脏高密度脂蛋白合成，抑制低密度脂蛋白合成，降低循环中胆固醇水平，维持血管张力，保持血流稳定；维持和促进骨基质代谢，促进长骨骨骺的闭合，对肠道钙的吸收，肾脏钙的重吸收及钙盐、磷盐在骨质中沉积均具有促进作用，以维持正常骨质。

2. 孕激素的生理作用

孕激素通常在雌激素的作用基础上发挥作用。

（1）子宫内膜：使增殖期子宫内膜转化为分泌期内膜，为受精卵着床及其后的胚胎发育做好准备。

（2）子宫肌：降低子宫平滑肌兴奋性及其对缩宫素的敏感性，从而抑制子宫收缩，有利于胚胎及胎儿宫内生长发育。

（3）宫颈：使宫颈口闭合，黏液变黏稠，形成黏液栓阻塞宫颈口，阻止精子及微生物进入。

（4）输卵管：使输卵管上皮纤毛细胞和管腔黏液的分泌减少，抑制输卵管肌节律性收缩的振幅。

（5）阴道上皮：加快阴道上皮细胞脱落。

（6）乳房：促进乳腺腺泡发育。

（7）下丘脑、垂体：孕激素在月经中期具有增强雌激素对垂体 LH 排卵峰释放的正反馈作用；在黄体期对下丘脑、垂体有负反馈作用，抑制促性腺激素分泌。

（8）代谢作用：促进水钠排泄。

（9）体温：孕酮对体温调节中枢具有兴奋作用，可使基础体温在排卵后升高0.3～0.5℃。临床上可以此作为判断是否排卵、排卵日期及黄体功能的标志之一。

（10）孕激素与雌激素的协同和拮抗作用：一方面，孕激素在雌激素作用的基础上，进一步促使女性生殖器和乳房的发育，为妊娠准备条件，二者有协同作用；另一方面，雌激素和孕激素又有拮抗作用，雌激素促进子宫内膜增生及修复，孕激素则限制子宫内膜增生，并使增生的子宫内膜转化为分泌期。其他拮抗作用表现在子宫收缩、输卵管蠕动、宫颈黏液变化、阴道上皮细胞角化和脱落以及水钠潴留与排泄等方面。

3. 雄激素的生理作用

（1）对女性生殖系统的影响：自青春期开始，雄激素分泌增加，促使阴蒂、阴唇和阴阜的发育，促进阴毛、腋毛的生长。但雄激素过多会对雌激素产生拮抗作用，如减缓子宫及其内膜的生长和增殖，抑制阴道上皮的增生和角化。长期使用雄激素，可出现男性化的表现。雄激素还与性欲有关。

（2）对机体代谢功能的影响：雄激素能促进蛋白合成，促进肌肉生长，并刺激骨髓中红细胞的增生。在性成熟前，促使长骨骨基质生长和钙的保留；性成熟后可导致骨骺的关闭，使生长停止。可促进肾远曲小管对水、钠的重吸收并保留钙。

（六）甾体激素的作用机制

甾体激素具有脂溶性，主要通过扩散方式进入细胞内，与胞质受体结合，形成激素-胞质受体复合物。靶细胞胞质中存在的甾体激素受体与相应激素结合具有很强的亲和力和专一性。当激素进入细胞内与胞质受体结合后，受体蛋白发生构型变化和热休克蛋白解离，从而使激素-胞质受体复合物获得进入细胞核内的能力，并由胞质转移至核内，与核内受体结合，形成激素-核受体复合物，从而引发 DNA 的转录过程，生成特异的 mRNA，在胞质核糖体内翻译，生成蛋白质，发挥相应的生物效应。

三、卵巢分泌的多肽物质

卵巢除分泌甾体激素外，还分泌一些多肽激素、细胞因子和生长因子。

（一）多肽激素

在卵泡液中可分离到三种多肽，根据它们对 FSH 产生的影响不同，分为抑制素、激活素和卵泡抑制素（follistatin，FS）。它们既来源于卵巢颗粒细胞，也产生于垂体促性腺细胞，与卵巢甾体激素系统一样，构成调节垂体促性腺激素合成与分泌的激活素-抑制素-卵泡抑制素系统。

1. 抑制素

有两个不同的亚单位（α 和 β）通过二硫键连接，β 亚单位再分为 β_A 和 β_B，形成抑制素 A（$\alpha\beta_A$）和抑制素 B（$\alpha\beta_B$）。它的主要生理作用是选择性地抑制垂体 FSH 的产生，包括 FSH 的合成和分泌，另外，它也能增强 LH 的活性。

2. 激活素

由抑制素的两个 β 亚单位组成，形成激活素 A（$\beta_A\beta_A$）、激活素 AB（$\beta_A\beta_B$）和激活素 B（$\beta_B\beta_B$）。近年来发现激活素还有其他亚单位，如 βc，βd，βe 等。激活素主要在垂体局部通过自分泌作用，增加垂体细胞的 GnRH 受体数量，提高垂体对 GnRH 的反应性，从而刺激 FSH 的产生。

3. 卵泡抑制素

卵泡抑制素是一个高度糖基化的多肽，它与抑制素和激活素的 β 亚单位具有亲和力。激活素与之结合后，失去刺激 FSH 产生的能力。卵泡抑制素的主要功能是通过自分泌/旁分泌作用，抑制 FSH 的产生。

除此之外，抗苗勒管激素（anti-mullerian hormone，AMH）是近年来成为研究热点的生殖调节多肽激素，属于转化生长因子 β 超家族成员，仅由早期卵泡颗粒细胞分泌，具有抑制卵泡启动募集和卵泡生长的作用，被认为是反映卵巢储备功能的最佳指标。

（二）细胞因子和生长因子

卵巢还分泌白细胞介素-Ⅰ、肿瘤坏死因子-α、胰岛素样生长因子、血管内皮生长因子、表皮生长因子、成纤维细胞生长因子、血小板衍生生长因子等细胞因子和生长因子，通过自分泌或旁分泌形式也参与卵泡生长发育的调节。

第三节　子宫内膜的周期性变化和月经

卵巢周期导致整个生殖系统的周期性变化，其中子宫内膜的周期性变化最为显著。

一、子宫内膜的周期性变化

子宫内膜的周期性变化主要包括子宫内膜的组织学和生物化学的相应性变化。

（一）子宫内膜的组织学变化

子宫内膜从形态学上可分为功能层和基底层。子宫内膜功能层是胚胎植入的部位，受卵巢激素变化的调节，具有周期性增殖、分泌和脱落性变化；基底层在月经后再生并修复子宫内膜创面，重新形成子宫内膜功能层。据其组织学变化将月经周期分为增殖期、分泌期、月经期3个阶段（以一个正常月经周期28日为例）。

1. 增殖期

月经周期第5～14日。与卵巢周期中的卵泡期成熟阶段相对应。在雌激素作用下，内膜表面上皮、腺体、间质、血管均呈增殖性变化，称增殖期。该期子宫内膜厚度自0.5 mm增生至3～5 mm。增殖期又可分早、中、晚3期。

（1）增殖早期：月经周期第5～7日。此期内膜薄，仅1～2 mm；腺体短、直、细且稀疏，腺上皮细胞呈立方形或低柱状；间质致密，间质细胞呈星形，间质中的小动脉较直、壁薄。

（2）增殖中期：月经周期第8～10日。此期内膜腺体数增多、伸长并稍有弯曲；腺上皮细胞增生活跃，细胞呈柱状，开始有分裂象；间质水肿在此期最为明显。

（3）增殖晚期：月经周期第11～14日。此期内膜进一步增厚，达3～5 mm，表面高低不平，略呈波浪形；腺上皮变为高柱状，增殖为假复层上皮，核分裂象增多，腺体更长，呈弯曲状；间质细胞呈星状，并相互结合成网状；组织内水肿明显，小动脉增生，管腔增大，呈弯曲状。

2. 分泌期

月经周期第15～28日，与卵巢周期中的黄体期相对应。黄体分泌的孕激素、雌激素使增殖期内膜继续增厚，腺体更增长弯曲，出现分泌现象；血管迅速增加，更加弯曲；间质疏松并水肿。此时内膜厚且松软，含有丰富的营养物质，有利于受精卵着床发育。整个分泌期亦分为3期：

（1）分泌早期：月经周期第15～19日。此期内膜腺体更长，弯曲更明显，腺上皮细胞开始出现含糖原的核下空泡，为该期的组织学特征；间质水肿，螺旋小动脉继续增生、弯曲。

（2）分泌中期：月经周期第20~23日。子宫内膜较前更厚并呈锯齿状。腺体内的分泌上皮细胞顶端胞膜破裂，细胞内的糖原溢入腺体，称顶浆分泌。内膜的分泌还包括血浆渗出，血液中许多重要的免疫球蛋白与上皮细胞分泌的结合蛋白结合，进入子宫内膜腔。子宫内膜的分泌活动在月经中期LH峰后第7日达到高峰，恰与囊胚植入同步。此期间质更加疏松、水肿，螺旋小动脉进一步增生并卷曲。

（3）分泌晚期：月经周期第24~28日。此期为月经来潮前期，相当于黄体退化阶段。该期子宫内膜呈海绵状，厚达10 mm。内膜腺体开口面向宫腔，有糖原等分泌物溢出，间质更疏松、水肿。表面上皮细胞下的间质分化为肥大的蜕膜样细胞和小圆形的有分叶核及玫瑰红颗粒的内膜颗粒细胞；螺旋小动脉迅速增长，超出内膜厚度，更加弯曲，血管管腔也扩张。

在排卵后的6~10天即月经周期的20~24天，分泌期子宫内膜由非接受状态发展到接受状态，在短时间内允许胚胎植入，即子宫内膜的容受性，这一时期称为"种植窗"。

3. 月经期

月经周期第1~4日，为子宫内膜海绵状功能层从基底层崩解脱落期，这是由于卵子未受精，卵巢内的黄体退化，体内孕酮和雌激素含量骤然下降的最后结果。经前24小时，内膜螺旋动脉节律性收缩及舒张，继而出现逐渐加强的血管痉挛性收缩，导致远端血管壁及组织缺血坏死、剥脱，脱落的内膜碎片及血液一起从阴道流出，即月经来潮。子宫内膜的修复开始于月经周期第2~3天，一般在48小时之内修复完毕。

二、子宫内膜的生物化学研究

(一) 甾体激素和蛋白激素受体

1. 甾体激素受体

增殖期子宫内膜腺细胞和间质细胞富含雌、孕激素受体。雌激素受体在增殖期子宫内膜含量最高，排卵后明显减少。孕激素受体在排卵时达高峰，随后腺上皮孕激素受体逐渐减少，而间质细胞孕激素受体含量相对增加。

2. 蛋白激素受体

子宫内膜上皮和腺上皮存在 HCG/LH 受体的表达，功能尚不清楚。子宫内膜中亦存在生长激素受体/生长激素结合蛋白的表达，可能对子宫内膜发育有一定影响。

(二) 各种酶类

一些组织水解酶如酸性磷酸酶、β-葡萄糖醛酸酶等能使蛋白质、核酸和黏多糖分解。这些酶类平时被限制在溶酶体内，不具有活性。排卵后若卵子未受精，黄体经一定时间后萎缩，雌、孕激素水平下降，溶酶体膜的通透性增加，多种水解酶释放入组织，影响子宫内膜的代谢，对组织有破坏作用，从而造成内膜的剥脱和出血。

(三) 酸性黏多糖

在雌激素作用下，子宫内膜间质细胞能产生一种和蛋白质结合的碳水化合物，称酸性黏多糖。雌激素能促使 AMPS 在间质中浓缩聚合，成为内膜间质的基础物质，对增殖期子宫内膜的成长起支架作用。排卵后，孕激素可抑制 AMPS 的生成和聚合，促使其降解，致使子宫内膜黏稠的基质减少，血管壁的通透性增加，有利于营养及代谢产物的交换，并为受精卵着床和发育做好准备。

（四）血管收缩因子

月经来潮前 24 小时子宫内膜缺血、坏死，释放前列腺素 $F_2\alpha$ 和内皮素-I 等，使月经期血管收缩因子达最高水平，另外，血小板凝集产生的血栓素（TX）$_{A2}$ 也具有血管收缩作用，从而引起子宫血管和肌层节律性收缩，而且整个经期血管的收缩呈进行性加强，导致内膜功能层迅速缺血坏死、崩解脱落。

二、正常月经

月经是指伴随卵巢周期性变化而出现的子宫内膜周期性脱落及出血。规律月经的建立是生殖功能成熟的重要标志。月经初潮年龄多在 13～15 岁，但可能早在 11～12 岁，迟至 15～16 岁。16 岁以后月经尚未来潮应查明原因。月经初潮年龄与营养、遗传、体质状况等因素有关。近年，月经初潮年龄有提前趋势。

（一）月经血的特征

月经血呈暗红色，除血液外，还有子宫内膜碎片、炎性细胞、宫颈黏液及脱落的阴道上皮细胞。75% 月经血来自动脉，25% 来自静脉，由于纤维蛋白溶酶对纤维蛋白的溶解作用，导致月经血的高纤溶活性，有利于经血和组织纤维的液化和排出。通常月经血不凝，如出血速度过快也可形成血块。

（二）正常月经的临床表现

正常月经具有周期性。出血第一日为月经周期的开始，两次月经第一日的间隔时间为一个月经周期。一般为 21～35 日，平均 28 日。每次月经的持续时间称经期，一般为 2～8 日，平均 4～6 日。经量为一次月经的总失血量，正常为

20~60 mL，多于 80 mL 为月经过多。月经属生理现象，月经期一般无特殊症状，有些妇女可出现下腹及腰骶部不适，少数妇女可有头痛及轻度神经系统不稳定症状。

第四节　生殖器其他部位的周期性变化

在卵巢性激素周期性作用下，阴道黏膜、宫颈黏液、输卵管以及乳房组织也发生相应性变化。

一、阴道黏膜的周期性变化

月经周期中阴道黏膜上皮呈现周期性变化，以阴道上段最为明显。排卵前，阴道上皮在雌激素的作用下，底层细胞增生，逐渐演变成中层与表层细胞，使阴道黏膜增厚；表层细胞角化程度增高，至排卵期程度最高；细胞内糖原含量增多，经阴道内的乳杆菌分解成乳酸，使阴道内保持酸性环境，从而抑制了致病菌的繁殖。排卵后在孕激素作用下，阴道表层细胞脱落。临床上可借助阴道脱落细胞的变化了解体内雌激素水平和有无排卵。

二、宫颈黏液的周期性变化

宫颈黏膜腺细胞分泌的黏液在卵巢性激素的影响下也有明显的周期性改变。雌、孕激素可调节宫颈黏膜腺细胞的分泌功能。月经来潮后，体内雌激素水平降低，此时宫颈管分泌的黏液量很少。随着雌激素水平提高，黏液分泌量不断增加，至排卵期宫颈分泌的黏液变得非常稀薄、透明，拉丝度可达 10 cm 以上。宫颈黏液涂片干燥后置于显微镜下检查，可见羊齿植物叶状结晶。这种结晶在月经周期第 6~7 日即可出现，到排卵期结晶形状最清晰而典型。排卵后受孕激素影响，黏液分泌量逐渐减少，质地变黏稠而浑浊，拉丝度差，易断裂。涂片检查可发现结晶逐步模糊，至月经周期第 22 日左右完全消失，而代之以排列成行的椭圆体。临床上根据宫颈黏液检查，可了解卵巢的功能状态。

三、输卵管的周期性变化

输卵管的形态及功能在雌、孕激素作用下同样发生周期性变化。在雌激素的作用下，输卵管黏膜上皮纤毛细胞生长，体积增大；非纤毛细胞分泌增加，为卵子提供运输和种植前的营养物质。雌激素还促进输卵管的发育及加强输卵管肌层的节律性收缩的振幅。孕激素则能抑制输卵管收缩的振幅，并可抑制输卵管黏膜上皮纤毛细胞的生长，降低分泌细胞分泌黏液的能力。在雌、孕激素的协同作用下，受精卵才能通过输卵管正常到达子宫腔。

四、乳房的周期性变化

雌激素促进乳腺管增生，而孕激素则促进乳腺小叶及腺泡生长。某些女性在经前期有乳房肿胀和疼痛感，可能是由于乳腺管的扩张、充血以及乳房间质水肿所致。由于雌、孕激素撤退，月经来潮后上述症状大多消退。

第五节　月经周期调节

生殖系统的周期性变化是女性的重要生理特点，月经是该变化的重要标志。月经周期的调节是一个复杂的过程，主要涉及下丘脑、垂体和卵巢。下丘脑分泌促性腺激素释放激素通过调节垂体促性腺激素的分泌来调控卵巢功能。卵巢分泌的性激素对下丘脑-垂体又有反馈调节作用。下丘脑、垂体与卵巢之间相互调节、相互影响，形成一个完整而协调的神经内分泌系统，称为下丘脑-垂体-卵巢轴（hypothalamus-pituitary-ovary axis，HPOA）。除下丘脑、垂体和卵巢激素之间的相互调节外，抑制素-激活素-卵泡抑制素系统也参与 HPOA 对月经周期的调节。

此外，HPOA 的神经内分泌活动还受到大脑高级中枢的影响。

一、下丘脑促性腺激素释放激素

促性腺激素释放激素（gonadotropin-releasing hormone，GnRH）是下丘脑弓状核神经细胞分泌的一种十肽激素，通过垂体门脉系统输送到腺垂体，其生理功能是调节垂体促性腺激素的合成和分泌。其分泌特征是脉冲式释放，脉冲频率为60~120 分钟，其频率与月经周期时相有关。正常月经周期的生理功能和病理变化均伴有相应的 GnRH 脉冲式分泌模式变化。GnRH 的脉冲式释放可调节 LH/FSH 的比值。脉冲频率减慢时，血中 FSH 水平升高，LH 水平降低，从而 LH/FSH 比值下降；频率增加时，LH/FSH 比值升高。

下丘脑是 HPOA 的启动中心，GnRH 的分泌受垂体促性腺激素和卵巢性激素的反馈调节，包括起促进作用的正反馈和起抑制作用的负反馈调节。反馈调节包括长反馈、短反馈和超短反馈三种。长反馈指卵巢分泌到循环中的性激素对下丘脑的反馈作用；短反馈是指垂体激素对下丘脑 GnRH 分泌的负反馈调节；超短反馈是指 GnRH 对其本身合成的负反馈调节。这些激素反馈信号和来自神经系统高级中枢的神经信号一样，通过多种神经递质，包括去甲肾上腺素、多巴胺、内啡肽、5-羟色胺和降黑素等调节 GnRH 的分泌。去甲肾上腺素促进 GnRH 的释放，内源性鸦片肽抑制 GnRH 的释放，多巴胺对 GnRH 的释放则具有促进和抑制双重作用。

二、垂体生殖激素

腺垂体分泌的直接与生殖有关的激素有促性腺激素和催乳激素。

（一）促性腺激素

腺垂体的促性腺激素细胞分泌卵泡刺激素（follicle-stimulating hormone，

FSH）和黄体生成素（luteinizing hormone，LH）。它们对 GnRH 的脉冲式刺激起反应，自身亦呈脉冲式分泌，并受卵巢性激素和抑制素的调节。FSH 和 LH 均为糖蛋白激素，皆由 α 与 β 两个亚单位肽链以共价键结合而成。它们的 α 亚基结构相同，β 亚基结构不同。β 亚基是决定激素特异抗原性和特异功能的部分，但必须与 α 亚基结合成完整分子才具有生物活性。人类的促甲状腺激素（TSH）和人绒毛膜促性腺激素（hCG）也均由 α 和 β 两个亚单位组成。这四种糖蛋白激素的 α 亚单位中的氨基酸组成及其序列基本相同，它们的免疫反应也基本相同，各激素的特异性均存在于 β 亚单位。

FSH 是卵泡发育必需的激素，其主要生理作用包括：①直接促进窦前卵泡及窦状卵泡颗粒细胞增殖与分化，分泌卵泡液，使卵泡生长发育；②激活颗粒细胞芳香化酶，合成与分泌雌二醇；③在前一周期的黄体晚期及卵泡早期，促使卵巢内窦状卵泡群的募集；④促使颗粒细胞合成分泌胰岛素样生长因子及其受体、抑制素、激活素等物质，并与这些物质协同作用，调节优势卵泡的选择与非优势卵泡的闭锁退化；⑤在卵泡期晚期与雌激素协同，诱导颗粒细胞生成 LH 受体，为排卵及黄素化作准备。

LH 的生理作用包括：①在卵泡期刺激卵泡膜细胞合成雄激素，主要是雄烯二酮，为雌二醇的合成提供底物；②排卵前促使卵母细胞最终成熟及排卵；③在黄体期维持黄体功能，促进孕激素、雌二醇和抑制素 A 的合成与分泌。

（二）催乳激素（prolactin，PRL）

PRL 是由腺垂体的催乳细胞分泌的由 198 个氨基酸组成的多肽激素，具有促进乳汁合成功能。其分泌具有节律性和脉冲式，主要受下丘脑释放入门脉循环的多巴胺（PRL 抑制因子）抑制性调节。

三、卵巢性激素的反馈调节

卵巢分泌的雌、孕激素对下丘脑-垂体具有反馈调节作用。

（一）雌激素

雌激素对下丘脑产生负反馈和正反馈两种作用。在卵泡期早期，一定水平的雌激素负反馈作用于下丘脑，抑制 GnRH 释放，并降低垂体对 GnRH 的反应性，从而实现对垂体促性腺激素脉冲式分泌的抑制。在卵泡期晚期，随着卵泡的发育成熟，当雌激素的分泌达到阈值（≥200 pg/mL）并维持 48 小时以上，雌激素即可发挥正反馈作用，刺激 LH 分泌高峰。在黄体期，协同孕激素对下丘脑有负反馈作用。

（二）孕激素

在排卵前，低水平的孕激素可增强雌激素对促性腺激素的正反馈作用。在黄体期，高水平的孕激素对促性腺激素的脉冲分泌产生负反馈抑制作用。

四、月经周期的调控过程

（一）卵泡期

月经周期的长短取决于卵泡生长发育的速率和质量，即卵泡期的长短。在一次月经周期的黄体萎缩后，雌、孕激素和抑制素 A 水平降至最低，对下丘脑和垂体的抑制解除，下丘脑又开始分泌 GnRH，使垂体 FSH 分泌增加，促进卵泡发育，分泌雌激素，子宫内膜发生增殖期变化。随着雌激素逐渐增加，其对下丘脑的负反馈增强，抑制下丘脑 GnRH 的分泌，加之抑制素 B 的作用，使垂体 FSH 分泌减少。随着卵泡逐渐发育，接近成熟时卵泡分泌的雌激素达到 200pg/mL，并持续 48 小时以上，即对下丘脑和垂体产生正反馈作用，形成 LH 和 FSH 峰，两者协同作用，促使成熟卵泡排卵。

（二）黄体期

排卵后循环中 LH 和 FSH 均急剧下降，在少量 LH 和 FSH 作用下，黄体形成并逐渐发育成熟。黄体主要分泌孕激素，也分泌雌二醇，使子宫内膜发生分泌期变化。排卵后第 7~8 日循环中孕激素达到高峰，雌激素亦达到又一高峰。由于大量孕激素和雌激素以及抑制素 A 的共同负反馈作用，又使垂体 LH 和 FSH 分泌相应减少，黄体开始萎缩，雌、孕激素分泌减少，子宫内膜失去性激素支持，发生剥脱而月经来潮。雌、孕激素和抑制素 A 的减少解除了对下丘脑和垂体的负反馈抑制，FSH 分泌增加，卵泡开始发育，下一个月经周期重新开始，如此周而复始。

月经周期主要受 HPOA 的神经内分泌调控，同时也受抑制素-激活素-卵泡抑制素系统的调节，此外，其他腺体内分泌激素对月经周期也有影响。HPOA 的生理活动还受大脑皮层神经中枢的调节，如外界环境、精神因素等均可影响月经周期。大脑皮层、下丘脑、垂体和卵巢任何一个环节发生障碍，都会引起卵巢功能紊乱，导致月经失调。

【小结】

女性一生根据年龄和生理特征分为七个时期，它是一个渐进性的生理过程，其中生殖系统的变化较为显著。卵巢作为女性的性腺，具有生殖和内分泌的双重功能，从青春期开始到绝经前卵巢在形态和功能上发生周期性变化，每个卵巢周期有一批卵泡发育，但只有一个发育成熟并排卵。卵巢合成和分泌雌、孕激素及少量雄激素，它们的生理作用既有协同又有拮抗。伴随着卵巢周期，生殖系统出现周期性变化，其中以子宫内膜的变化最为突出。子宫内膜经历增殖期、分泌期，出现周期性的剥脱出血形成月经。月经周期主要受下丘脑-垂体-卵巢轴（HPOA）的神经内分泌调控，亦受大脑高级中枢活动的影响。

第三章 正常分娩

妊娠满 28 周（196 日）及以后的胎儿及其附属物，从临产开始至全部从母体排出的过程称分娩。妊娠满 28 周至不满 37 足周（196~258 日）期间分娩称早产；妊娠满 37 周至不满 42 足周（259~293 日）期间分娩称足月产；妊娠满 42 周及其后（≥294 日）期间分娩称过期产。

第一节 分娩动因

分娩发动的原因目前仍不清楚。虽然有关分娩启动的一些学说，如炎症反应学说、子宫下段形成及宫颈成熟学说、神经介质理论、免疫学说、机械性理论以及内分泌控制理论等，但都不能很好地解释分娩如何启动。随着对分娩动因的深入研究，目前认为子宫功能性改变和胎儿成熟是分娩发动的必要条件，其包含了妊娠稳定失衡学说与缩宫素诱导学说的精要。

一、子宫的功能性改变

（一）分娩前及分娩时子宫功能变化

1. 临产前阶段

子宫静息状态结束，子宫肌层与宫颈的形态及结构发生功能性改变。此期特点为：①子宫肌层缩宫素受体剧增；②子宫肌细胞间隙连接增加；③子宫肌细胞内钙离子浓度增加；④宫颈软化成熟及子宫下段形成良好。

2. 分娩阶段

特点为：①子宫平滑肌对缩宫素的敏感性增强；②子宫规律性收缩，宫颈扩张。

二、子宫功能性改变的生理变化

1. 子宫肌细胞间隙连接增多

妊娠期间，肌细胞间隙连接数量少，分娩过程持续增加，产后急剧下降。细胞间隙连接可使肌细胞兴奋同步化，协调收缩活动，增强子宫收缩力，并可增加肌细胞对缩宫素的敏感性。

2. 子宫肌细胞内钙离子浓度增加

子宫肌细胞收缩需要肌动蛋白、磷酸化肌浆球蛋白和能量供应。子宫肌细胞内钙离子浓度增加，可激活肌浆球蛋白轻链激酶，并加速了肌浆球蛋白磷酸化与肌动蛋白结合形成调节单位，使 ATP 酶活化，ATP 转化为 ADP，为子宫收缩提供能量。

3. 子宫肌层白细胞募集

分娩发动前外周血白细胞募集至子宫肌层，通过局部产生炎性细胞因子并在子宫肌层局部形成正反馈回路，可能参与子宫收缩的启动和持续。

4. 母体的内分泌调节

（1）前列腺素（PGs）的作用：妊娠期子宫的蜕膜、绒毛膜、羊膜、脐带、胎盘及子宫平滑肌以及胎儿下丘脑-垂体-肾上腺系统均能产生 PGs。PGs 能增加子宫敏感性并能促进宫颈成熟。

（2）雌激素的作用：①增加间隙连接蛋白和缩宫素受体合成，促进子宫功能转变；②刺激蜕膜及羊膜合成与释放前列腺素，并促进宫缩及宫颈软化成熟；

③促进钙离子内流和子宫收缩。

（3）孕激素的作用：既往研究认为孕酮可抑制子宫收缩，而给予孕酮拮抗剂（米非司酮）可提高其对缩宫素的敏感性。目前孕激素对人类分娩启动的作用尚未得到公认，但其可能成为未来研究的热点。

（4）缩宫素的作用：①促使蜕膜前列腺素的合成与释放；②促进肌细胞间隙连接蛋白的合成；③使子宫肌层对缩宫素敏感性增强；④促进宫颈成熟及子宫下段形成。

二、胎儿成熟后的内分泌调节

胎儿成熟后，下丘脑-垂体-肾上腺轴逐渐建立，分泌 ACTH 刺激肾上腺皮质合成较多的皮质醇、C19 类固醇转化成硫酸脱氢表雄酮，经过胎盘芳香化酶的作用，转化为 17β-雌二醇进入母体血液循环并发挥作用。

第二节　决定分娩的因素

决定分娩的因素是产力、产道及胎儿。尚不可忽略精神、心理因素，各因素正常并相互适应，胎儿顺利经阴道自然娩出，为正常分娩。

一、产力

将胎儿及其附属物从子宫内逼出的力量称产力，产力包括子宫收缩力（简称宫缩）、腹肌及膈肌收缩力和肛提肌收缩力。

（一）子宫收缩力

子宫收缩力是临产后的主要产力，贯穿整个分娩过程。临产后的宫缩能使宫颈管消失、宫口扩张、胎先露部下降、胎儿和胎盘娩出。临产后正常宫缩特点包括：

1. 节律性

宫缩的节律性是临产的标志。每次宫缩都是由弱至强（进行期），维持一定时间（极期）（一般 30~40 秒），随后从强逐渐减弱（退行期），直至消失进入间歇期。间歇期一般为 5~6 分钟。当宫口开全时，间歇期仅 1~2 分钟，宫缩可持续达 60 秒。如此反复，直至分娩结束。宫缩极期时宫腔压力于第一产程末可达 40~60 mmHg，于第二产程期间增至 100~150 mmHg，而间歇期仅为 6~12mmHg。宫缩时，子宫血流减少，但间歇期子宫血流增加，对胎儿有利。

2. 对称性和极性

正常宫缩起自两侧子宫角部，迅速向子宫底中线集中，左右对称，再以 2 cm/s 速度向子宫下段扩散，约 15 秒均匀协调地遍及整个子宫，此为宫缩的对称性。宫缩以子宫底部最强最持久，向下逐渐减弱，此为子宫收缩的极性，子宫底部的收缩力的强度是子宫下段的 2 倍。

3. 缩复

每当宫缩时，子宫体部肌纤维缩短变宽，间歇期肌纤维虽然松弛变长变窄，但不能恢复到原来的长度，经反复收缩，肌纤维越来越短，这种现象为缩复。子宫体肌纤维的缩复作用可使宫腔容积逐渐缩小，迫使胎先露部下降，宫颈管消失及宫口扩张。

（二）腹壁肌及膈肌收缩力

腹壁肌及膈肌收缩力（简称腹压）是第二产程时娩出胎儿的重要辅助力量。宫口开全后，每当宫缩时，前羊水囊或胎先露部压迫骨盆底组织和直肠，反射性引起排便的动作，产妇屏气向下用力，腹壁肌及膈肌强有力的收缩使腹压增高。在第二产程末期配以宫缩时运用最有效，能迫使胎儿娩出，第三产程能迫使已剥离胎盘娩出。过早加腹压易使产妇疲劳和宫颈水肿，致使产程延长。

（三）肛提肌收缩力

肛提肌收缩力有协助胎先露部在骨盆腔进行内旋转的作用。当胎头枕部位于耻骨弓下时，能协助胎头仰伸及娩出。当胎盘娩出至阴道时，肛提肌收缩力有助于胎盘排出。

二、产道

产道是胎儿娩出的通道，分骨产道与软产道两部分。

（一）骨产道

其大小、形态与分娩有密切关系。骨盆腔可分 3 个平面。

1. 骨盆入口平面

呈横椭圆形，其前方为耻骨联合上缘，两侧为髂耻缘，后方为骶岬上缘。有 4 条径线：

（1）入口前后径：即真结合径。耻骨联合上缘中点至骶岬前缘正中间的距离，平均长约 11 cm，其长短与分娩关系密切。

（2）入口横径：两髂耻缘间的最大距离，平均长约 13 cm。

（3）入口斜径：左右各一。左侧骶髂关节至右侧髂耻隆突间的距离为左斜径；右骶髂关节至左髂耻隆突间的距离为右斜径，平均长约 12.75 cm。

2. 中骨盆平面

为骨盆最小平面，在产科临床有重要意义。其前方为耻骨联合下缘，两侧为坐骨棘，后方为骶骨下端。有两条径线：

（1）中骨盆前后径：耻骨联合下缘中点通过两侧坐骨棘连线中点至骶骨下

端间的距离，平均长约 11. 5 cm。

（2）中骨盆横径：也称坐骨棘间径。为两坐骨棘间的距离，平均长约 10 cm。此径线是胎先露部通过中骨盆的重要径线，与分娩有重要关系。

3. 骨盆出口平面

由两个在不同平面的三角形所组成，前三角平面顶端为耻骨联合下缘，两侧为耻骨降支；后三角平面顶端为骶尾关节，两侧为骶结节韧带。有 3 条径线：

（1）出口前后径：耻骨联合下缘至骶尾关节间的距离，平均长约 11. 5 cm。

（2）出口横径：两坐骨结节间的距离，也称坐骨结节间径，平均长约 9 cm。是胎先露部通过骨盆出口的径线，此径线与分娩关系密切。

（3）出口后矢状径：骶尾关节至坐骨结节间径中点间的距离，平均长约 8. 5 cm。当出口横径稍短，而出口横径与后矢状径之和>15 cm 时，一般正常大小胎儿可以通过后三角区经阴道娩出。

4. 骨盆轴与骨盆倾斜度

（1）骨盆轴：为连接骨盆各平面中点的假想曲线。此轴上段向下向后，中段向下，下段向下向前。分娩时，胎儿沿此轴娩出。

（2）骨盆倾斜度：女性直立时，骨盆入口平面与水平面所形成的角度一般为 60°。骨盆倾斜度过大时，常影响胎头衔接和娩出。

二、软产道

软产道是由子宫下段、宫颈、阴道、外阴及骨盆底组织构成的弯曲管道。

（一）子宫

下段形成非孕时由长约 1 cm 的子宫峡部形成。子宫峡部于妊娠 12 周后逐渐扩展成为宫腔一部分，至妊娠末期逐渐被拉长形成子宫下段。临产后的规律宫缩进一步拉长子宫下段达 7~10 cm，成为软产道的一部分。由于肌纤维的缩复作用，子宫上段肌壁越来越厚，子宫下段肌壁被牵拉越来越薄，在两者间的子宫内面形成一环状隆起，称生理缩复环。

（二）宫颈的变化

1. 宫颈的软化成熟

由于雌激素、前列腺素、缩宫素等激素及细胞因子的作用，宫颈间质中胶原蛋白分解、胶原蛋白纤维重新排列，透明质酸量明显增加，含水量增加，同时硫酸表皮素量下降，使宫颈软化成熟。

2. 宫颈管消失

临产前宫颈管长 2~3 cm，初产妇较经产妇稍长。临产后规律宫缩及缩复向上牵拉，同时胎先露部衔接使前羊水于宫缩时不能回流，由于子宫下段的蜕膜发育不良，胎膜容易与该处蜕膜分离而向宫颈管突出形成楔状前羊水囊，致使宫颈内口向上向外扩张，宫颈管形成漏斗状。随后宫颈管逐渐变短直至消失。初产妇多是宫颈管先消失，宫口后扩张；经产妇多是宫颈管消失与宫口扩张同时进行。

3. 宫口扩张

临产后宫口扩张主要是子宫收缩及缩复向上牵拉的结果，楔状前羊水囊也协助扩张宫口。胎膜多在宫口近开全时自然破裂。破膜后，胎先露部直接压迫宫颈，扩张宫口的作用更明显。

（三）骨盆底组织、阴道及会阴的变化

前羊水囊及胎先露部先扩张阴道上部，破膜后胎先露部下降直接压迫骨盆底组织，使软产道下段形成一个向前弯的长筒形，前壁短后壁长，阴道外口开向前上方，阴道黏膜皱襞展平，阴道扩张。肛提肌向下及向两侧扩展，肌纤维拉长，使约 5 cm 厚的会阴体变成 2~4 mm，以利胎儿通过。阴道及骨盆底的结缔组织和肌纤维于妊娠期肥大、血管增粗，血运丰富。

三、胎儿

胎儿能否顺利通过产道，还取决于胎儿大小、胎位。

(一) 胎儿大小

分娩时，骨盆大小正常，由于胎儿过大致胎头径线过长，可造成相对性头盆不称，导致难产。

1. 胎头颅骨

由顶骨、额骨、颞骨各两块及枕骨一块构成。颅骨间缝隙称颅缝，两顶骨间为矢状缝，顶骨与额骨间为冠状缝，枕骨与顶骨间为人字缝，颞骨与顶骨间为颞缝，两额骨间为额缝。两颅缝交界空隙较大处称囟门：位于胎头前方菱形称前囟（大囟门），位于胎头后方三角形称后囟（小囟门）。颅缝与囟门之间均有软组织遮盖使胎头具有一定的可塑性。在分娩过程中颅缝及颅骨轻度重叠使头颅体积缩小，有利胎头娩出。过期儿颅骨较硬，胎头不易变形，有时因此导致难产。

2. 胎头径线

主要有 4 条。①双顶径（biparietaldiameter，BPD）：为两顶骨隆突间的距离。孕足月时均值约 9.3 cm。临床以超声测此值判断胎儿大小；②枕额径：为鼻根至枕骨隆突的距离。胎头以此径线衔接，孕足月时均值约为 11.3 cm；③枕下前囟径：又称小斜径，为前囟中央至枕骨隆突下方的距离。胎头俯屈后以此径线通过产道，孕足月时均值约 9.5 cm；④枕颏径：又称大斜径，为颏骨下方中央至后囟顶部间的距离，孕足月时均值约 13.3 cm。

（二）胎位

产道为一纵行管道。纵产式时，胎体纵轴与骨盆轴相一致，容易通过产道。头先露时，胎头先通过产道，较臀先露容易娩出。其中枕前位更利于完成分娩机转，易于分娩，其他胎位会不同程度增加分娩的困难。臀先露时，胎臀先娩出，较胎头周径小且软，产道不能充分扩张，后出胎头时无变形机会，使胎头娩出困难。肩先露时，胎体纵轴与骨盆轴垂直，足月活胎不能通过产道，对母儿威胁极大。

除上述三种因素外，产妇精神心理因素可通过影响产力影响分娩的过程。对分娩有顾虑的产妇，在分娩早期容易出现宫缩乏力。应该对产妇进行分娩前的健康教育，让产妇了解各种分娩方式及其特点，树立信心。还应该开展康乐待产、家庭式产房等，以利顺利分娩。

第三节 先兆临产与临产

分娩发动前，往往出现一些预示即将临产的症状，例如胎儿下降感、不规律宫缩以及阴道少量流血（俗称见红）。这些症状称先兆临产。

一、不规律宫缩

又称假临产。分娩发动前，由于子宫肌层敏感性增强，可出现不规律宫缩。其特点：①宫缩频率不一致，持续时间短且无规律，间歇时间长且无规律；②宫缩强度不增强；③常在夜间出现而于清晨消失；④不伴有宫颈管缩短、宫口扩张等宫颈形态学变化；⑤给予镇静剂能将其抑制。

二、胎儿下降感

由于胎先露部下降入盆衔接使宫底降低。孕妇自觉上腹部舒适，下降的先露部可能压迫膀胱引起尿频。

三、见红

分娩发动前 24~48 小时内，由于成熟的子宫下段及宫颈不能承受宫腔内压力而被迫扩张，使宫颈内口附着的胎膜与该处的子宫壁分离，毛细血管破裂而少量出血，与宫颈管内的黏液相混合而排出，称见红，是分娩即将开始的比较可靠征象。如果阴道流血较多，超过月经量，应考虑是否有前置胎盘或胎盘早剥等异常情况发生。

四、临产的诊断

临产的重要标志为有规律且逐渐增强的子宫收缩，持续时间 30 秒及以上，间歇 5~6 分钟，同时伴进行性宫颈管消失、宫口扩张及胎先露下降。用镇静剂不能抑制临产。

确定是否临产需严密观察宫缩的频率，持续时间及强度。同时要在无菌条件下行阴道检查，了解宫颈软硬、长度、位置、扩张情况及先露部的位置。目前多采用 Bishop 评分法判断宫颈成熟度，估计试产的成功率，满分为 13 分，>9 分均成功，7~9 分的成功率为 80%，4~6 分成功率为 50%，≤3 分均失败。

第四节　枕先露的分娩机制

分娩机制是指胎先露部在通过产道时，为适应骨盆各平面形态被动地进行一系列适应性转动，以其最小径线通过产道的全过程。临床上枕先露左前位最多见，故以枕左前位为例说明其分娩机制，包括衔接、下降、俯屈、内旋转、仰伸、复位及外旋转等动作。分娩机制各动作虽然分别介绍，但过程的实质是连续的。

一、衔接

胎头双顶径进入骨盆入口平面，颅骨的最低点接近或达到坐骨棘水平，称为衔接。胎头呈半俯屈状态进入骨盆入口，以枕额径衔接。由于枕额径大于骨盆入口前后径，胎头矢状缝多在骨盆入口右斜径上。部分初产妇可在预产期前 1~2 周内衔接，经产妇多在分娩开始后衔接。

二、下降

胎头沿骨盆轴前进的动作称为下降，是胎儿娩出的首要条件，下降贯穿分娩全程，并与其他动作同时进行。当子宫收缩时胎头下降，间歇时胎头又稍退回，因此胎头与骨盆之间的相互挤压也呈间歇性，这样对母婴均有利。胎头下降主要是因为宫缩时宫底直接压迫胎臀并通过羊水传导的压力，由胎轴传至胎头。初产妇胎头下降速度因宫口扩张缓慢和软组织阻力大较经产妇慢。观察胎头下降的程度是临床判断产程进展的重要标志。

三、俯屈

当胎头继续下降至骨盆底遇到阻力，处于半俯屈状态的胎头进一步俯屈，使胎儿的额部更加接近胸部，使胎头衔接时的枕额径改变为枕下前囟径，有利于胎头进一步下降。

四、内旋转

当胎头下降到骨盆底遇到阻力时，胎头为适应中骨盆前后径长、横径短的特点，枕部向母体中线方向旋转 45°达耻骨联合后面，使其矢状缝与骨盆的前后径相一致的动作为内旋转。胎头于第一产程末完成内旋转。枕先露时胎头枕部最低，遇到骨盆底肛提肌阻力，肛提肌收缩将胎儿枕部推向阻力小、部位宽的前方。

五、仰伸

当胎头经过内旋转后，俯屈的胎头即达到阴道外口。宫缩、腹压迫使胎头下降，而肛提肌收缩又将胎头向前推进，两者的合力使胎头沿骨盆轴下段向下向前的方向前进。当胎头枕骨下部达耻骨联合下缘时，即以耻骨弓为支点，胎头逐渐仰伸，胎头的顶、额、鼻、口、颏相继娩出。当胎头仰伸时，胎儿双肩径进入骨盆入口左斜径。

六、复位及外旋转

胎头娩出时，胎儿双肩径沿骨盆入口左斜径下降。胎头娩出后，为使胎头与胎肩恢复正常解剖关系，胎头枕部向母体左外旋转 45°，回到原来方向，称复位。胎肩在盆腔内继续下降，前（右）肩向前向母体中线旋转 45°时，胎儿双肩径转成与骨盆出口前后径相一致的方向，胎头枕部需在外继续向母体左外侧旋转 45°，以保持胎头与胎肩的垂直关系，称外旋转。

七、胎肩及胎儿娩出

外旋转后，胎儿前（右）肩在耻骨弓下先娩出，后（左）肩从会阴体前缘娩出，胎体及下肢随之娩出，完成分娩全部过程。

第五节 正常产程和分娩

分娩全程是指规律宫缩开始至胎儿胎盘娩出为止，称为总产程，分 3 个阶段。

一、第一产程

为宫颈扩张期：从规律宫缩开始，到子宫颈口开全。初产妇不超过 22 小时，经产妇不超过 16 小时，初产妇需 11~22 小时，经产妇需 6~16 小时。

【临床表现】

该过程产科变化为宫缩规律、宫口扩张、胎头下降及胎膜破裂。

（一）宫缩规律

第一产程开始，子宫收缩力弱，间歇期较长约 5~6 分钟，持续 20~30 秒。随着产程进展，宫缩间歇期缩短，持续时间延长，强度增加。当宫口开全时，宫缩持续时间可达 1 分钟以上，间歇仅 1 分钟或稍长。

（二）宫口扩张

表现为宫颈管变软、变短、消失，宫颈展平和逐渐扩大。开始宫口扩张速度较慢，后期速度加快。宫口开全后，与子宫下段及阴道形成软产道。

（三）胎头下降

随着产程进展先露部逐渐下降，并在宫口开大 6 cm 后快速下降，直到先露部达到外阴及阴道口。

（四）胎膜破裂

胎儿先露部衔接后，将羊水分隔成前、后两部，在胎先露部前面的羊水，称前羊水。当宫缩时羊膜腔压力增加到一定程度时胎膜自然破裂，前羊水流出。自然分娩多在宫口开全前胎膜破裂。

【产程观察及处理】

正常分娩是一个自然进展的生理过程，亦是分娩各因素动态变化的过程。在整个分娩过程中，既要观察产程的进展，也要观察母儿的安危。尽早发现异常，及时处理。

（一）产程观察及处理

1. 子宫收缩

常用观察子宫收缩方法包括手感及仪器监测。

（1）手感：最简单的方法。助产人员将手掌放于产妇的腹壁上，宫缩时可感到宫体部隆起变硬、间歇期松弛变软。定时连续观察宫缩持续时间、强度、规律性及间歇时间，并及时记录。

（2）仪器监测：电子监测有两种类型。

①外监测：最常用。将电子监测仪的宫缩压力探头固定在孕妇宫体部腹壁，连续描记40分钟，可显示子宫收缩开始、高峰、结束及相对强度。

②内监测：将充水塑料导管通过宫口置入胎儿先露部上方的羊膜腔内，外端连接压力感受器；描记宫缩间歇期及宫缩时的压力。所得结果较准确，但有引起宫内感染的缺点，临床较少使用。

2. 宫口扩张及胎头下降

根据宫口扩张变化将第一产程分为潜伏期和活跃期。

（1）潜伏期：指从临产后规律宫缩开始，至宫口扩张达 6 cm。此期初产妇不超过 20 小时，经产妇不超过 14 小时。胎头在潜伏期下降不明显。

（2）活跃期：指从宫颈口扩张 6 cm 至宫口开全。此期宫颈扩张速度显著加快，约需 1.5~2 小时。

胎头于活跃期下降加快，平均每小时下降 0.86 cm。胎头下降情况以胎头颅骨最低点与坐骨棘平面的关系标明。坐骨棘平面是判断胎头高低的标志。胎头颅骨最低点平坐骨棘时，以"0"表示；在坐骨棘平面上 1 cm 时，以"−1"表示；在坐骨棘平面下 1 cm 时，以"+1"表示，余依此类推。

通过阴道检查或肛门检查可了解宫口扩张及先露下降情况。

阴道检查：严密消毒后进行。通过直接触摸，了解宫颈消退和宫颈口扩张情况进行 Bishop 评分；了解胎儿先露部是头或臀（足）及先露高低，有无脐带先露，并根据前、后因和矢状缝的位置关系确定胎方位；进行骨盆的内测量了解骨产道情况。

肛门检查：应适时在宫缩时进行。检查内容与阴道检查相似，如检查不清楚时可以行阴道检查确认。与阴道检查相比，对骨盆后半部分的检查有一定优越性。目前较少采用。

3. 胎膜破裂

一旦胎膜破裂，应立即听胎心，并观察羊水性状、颜色和流出量，记录破膜时间。如有胎心异常，应立即行阴道检查排除脐带脱垂。如胎头未入盆，需卧床，预防脐带脱垂。

（二）胎心及母体观察及处理

1. 胎心

在宫缩后听胎心，随产程进展适当增加听诊次数。母胎有高危因素或胎心、羊水异常时可连续监测胎心率，同时可观察胎心率变异及其与宫缩、胎动的关系，了解胎儿宫内情况。

2. 母体情况观察

（1）生命体征：测量产妇生命体征并记录。一般于第一产程期间宫缩时血压升高 5~10 mmHg，间歇期复原。应每隔 4~6 小时测量一次。产妇有不适或发现血压升高应增加测量次数，并予相应处理。

（2）饮食：鼓励产妇少量多次进食高热量易消化食物，摄入足够水分，保证充沛的体力。

（3）活动与休息：宫缩不强且未破膜，产妇可在室内适当活动，以助产程进展。初产妇宫口近开全或经产妇宫口扩张 6 cm 时，应取侧卧位。在宫缩时指导作深呼吸动作，并用双手轻揉下腹部或腰骶部。

（4）排尿与排便：应鼓励产妇每 2~4 小时排尿一次，以免膀胱充盈影响宫缩及胎头下降，必要时可导尿。

二、第二产程

为胎儿娩出期：是指从宫口开全到胎儿娩出。初产妇约需 40 分钟~3 小时；经产妇一般数分钟即可完成，但也有长达 2 小时者。

【临床表现】

宫口开全后，胎膜多已自然破裂。当胎头下降压迫盆底组织时，产妇有排便感，并不自主地产生向下用力屏气的动作；会阴膨隆和变薄，肛门括约肌松弛。胎头于宫缩时露出于阴道口，在宫缩间歇期胎头又回缩至阴道内，称胎头拨露；当双顶径越过骨盆出口，宫缩间歇期胎头也不再回缩，称胎头着冠。产程继续进展，胎头娩出，接着出现胎头复位及外转旋，随后前肩和后肩相继娩出，胎体很快娩出，后羊水随之涌出。经产妇第二产程短，有时仅需几次宫缩即可完成胎头娩出。

【产程观察及处理】

（一）密切监测胎心

此期宫缩频而强，应勤听胎心，了解胎儿有无急性缺氧。每5~10分钟听一次，最好用胎儿监护仪持续监护。如发现胎心减慢，应立即行阴道检查，并尽快结束分娩。

（二）指导产妇用力

方法是让产妇双足蹬在产床，两手握产床把手，宫缩时深吸气后屏气，然后如排便样向下用力以增加腹压。在宫缩间歇时，产妇自由呼吸并全身肌肉放松。宫缩时再作屏气动作，以加速产程进展。

（三）接产准备

初产妇宫口开全，经产妇宫口扩张6 cm且宫缩规律有力时，应将产妇送至分娩室，做好接生准备。让产妇仰卧于产床上，两腿屈曲分开露出外阴部，消毒液消毒外阴部2~3次，顺序是大阴唇、小阴唇、阴阜、大腿内上1/3、会阴及肛门周围。准备接产。

（四）接产

1. 接产要领

在会阴后联合紧张时，保护会阴并协助胎头俯屈，使胎头以最小径线（枕下前囟径）在宫缩间歇期缓慢通过阴道口，胎肩娩出时也要注意保护好会阴。

2. 接产步骤

接生者站在产妇右侧，当胎头拨露使阴唇后联合紧张时，应开始保护会阴。在会阴部盖上一块消毒巾，接生者的右肘支在产床上，右手拇指与其余四指分开，利用手掌大鱼际肌顶住会阴部。每当宫缩时应向内上方向托压，同时左手应轻轻下压胎头枕部，协助胎头俯屈。宫缩间歇期保护会阴的右手稍放松，以免压迫过久引起会阴水肿。当胎头枕部在耻骨弓下露出时，让产妇在宫缩间歇期稍向下屏气，左手协助胎头仰伸，使胎头缓慢娩出。此时若宫缩强，应嘱产妇张口哈气以解除腹压。

当胎头娩出后，右手仍然注意保护会阴，以左手自鼻根部向下颏挤压，挤出口鼻内的黏液和羊水。待胎头自然复位后，在胎儿下降过程中协助胎头外旋转，使胎儿双肩径与骨盆前后径相一致。接生者的左手将胎儿颈部向下轻压，使前肩自耻骨弓下先娩出，继之托胎颈向上，使后肩从会阴前缘缓慢娩出。双肩娩出后，保护会阴的手方可放松，双手协助胎体娩出。

3. 会阴撕裂的诱因

会阴水肿、过紧，耻骨弓过低，胎儿过大、娩出过快等均易造成会阴撕裂，接产者在接产前应作正确判断。

4. 会阴切开

（1）指征：会阴过紧或胎儿过大，产钳或吸引器助产，估计分娩时会阴撕裂不可避免者，或母儿有病理情况急需结束分娩者。

（2）时机：①一般在胎头着冠时切开，可以减少出血；②决定手术助产时切开。

（3）会阴切开术和缝合术：麻醉生效后行会阴切开常用以下两种术式。①会阴后侧切开术（多为左侧）。术者于宫缩时以左手示中两指伸入阴道内撑起左侧阴道壁，右手用剪刀自会阴后联合中线向左侧向后 45° 剪开会阴，长 4~5 cm；②会阴正中切开术。术者于宫缩时沿会阴后联合正中垂直剪开 2 cm。此法优点为剪开组织少，出血少，术后组织肿胀疼痛轻微。但切口有自然延长撕裂肛门括约肌的危险，胎儿大或接产技术不熟练者不宜采用。

胎儿娩出前纱布压迫切口止血。胎儿胎盘娩出后缝合切口。注意彻底止血，恢复解剖结构。

三、第三产程

胎盘娩出期：从胎儿娩出后到胎盘娩出，约需 5~15 分钟，不超过 30 分钟。

【临床表现】

胎儿娩出后，子宫容积突然明显缩小，胎盘与子宫壁发生错位剥离。胎盘剥离面出血形成积血，子宫继续收缩，使胎盘完全剥离而娩出。胎盘剥离征象有：①宫体变硬呈球形，胎盘剥离后降至子宫下段，下段被扩张，宫体呈狭长形被推向上方，宫底升高达脐上；②阴道口外露的脐带段自行延长；③阴道少量流血；④用手掌侧在产妇耻骨联合上方轻压子宫下段，宫体上升而外露的脐带不再回缩。胎盘剥离后从阴道排出体外。

【处理】

（一）新生儿处理

1. 一般处理

新生儿出生后置于辐射台上擦干、保暖。

2. 清理呼吸道

用吸球吸去气道黏液及羊水，当确定气道通畅仍未啼哭时，可用手抚摸新生儿背部或轻拍新生儿足底。待新生儿大声啼哭后，即可处理脐带。

3. 新生儿阿普加评分及其意义

新生儿阿普加评分用以判断有无新生儿窒息及窒息严重程度，是以出生后一分钟内的心率、呼吸、肌张力、弹足底或导管插鼻反应及皮肤颜色 5 项体征为依据，每项 0~2 分。满分 10 分。8~10 分属正常新生儿，4~7 分为轻度窒息，需采取清理呼吸道、人工呼吸、吸氧、用药等救治措施；0~3 分缺氧严重为重度窒息，需紧急抢救，还可能行气管插管给氧。评分较低的新生儿，应在出生后 5 分钟再次评分，10 分钟再次评分，直至连续两次评分≥8 分。一分钟评分是出生时情况，反映宫内情况。5 分钟及以后评分则反映复苏效果，与预后关系密切。阿普加评分以呼吸为基础，皮肤颜色最灵敏，心率是最终消失的指标。目前临床认为阿普加评分是评价新生儿出生时的状况，并指导复苏救治措施，与新生儿出生时缺氧严重程度不完全相关。评分低时脐动脉血气分析 pH<7.0 和低氧血症对预后的评价意义更大，若持续低评分，则新生儿死亡率及以后神经系统后遗症的发生明显增加。

4. 处理脐带

在新生儿出生 1 分钟后可以结扎脐带。剪断脐带后在距脐根上方 0.5 cm 处丝线双重结扎，残端消毒后无菌纱布包扎。也可用脐带夹、弹性橡胶圈等方法取代丝线结扎法。

5. 其他处理

新生儿体格检查，将新生儿足底及母亲拇指印于新生儿病历上，新生儿手腕带和包被标明性别、体重、出生时间、母亲姓名。让母亲将新生儿抱在怀中早吸吮。

（二）协助娩出胎盘

正确处理胎盘娩出可减少产后出血的发生。可在胎儿前肩娩出时开始静滴缩宫素 10 U，也可在胎儿娩出后立即肌注缩宫素 10 U，并控制性牵拉脐带，确认胎盘已完全剥离，以左手握住宫底，拇指置于子宫前壁，其余 4 指放于子宫后壁并按压，同时右手轻拉脐带，当胎盘娩至阴道口时，接生者双手捧起胎盘，向一个方向旋转并缓慢向外牵引，协助胎盘完整剥离并排出。当胎膜排出过程中，发现胎膜部分断裂，可用血管钳夹住断裂上端的胎膜，再继续向原方向旋转，直至胎膜完全排出。

（三）检查胎盘胎膜

将胎盘铺平，先检查母体面，有无胎盘小叶缺损。然后将胎盘提起，检查胎膜是否完整，再检查胎盘胎儿面边缘有无血管断裂，及时发现副胎盘。

（四）检查软产道

胎盘娩出后，仔细检查会阴、小阴唇内侧、尿道口周围、阴道、宫颈有无裂伤。若有裂伤，应立即缝合。

（五）加强子宫收缩

为减少产后的出血，可以通过应用缩宫素等宫缩剂结合按摩子宫的方法刺激子宫收缩，注意观察并测量出血量。

（六）观察产后的一般情况

胎盘娩出后 2 小时是产后出血及母体循环障碍发生的高危期，有时被称为第四产程，一般应在分娩室观察，测量血压及脉搏。注意子宫收缩、宫底高度、膀胱充盈否、阴道流血量、会阴及阴道有无血肿等，发现异常情况及时处理。产后 2 小时后，将产妇和新生儿送回病房。

第四章 异常分娩

难产又称异常分娩，表现为产程进展缓慢或延长。分娩期母儿并发症增加，严重者直接危及母儿生命，应当正确判断处理。

第一节 概　论

分娩是产力、产道、胎儿及产妇精神心理因素相互适应的动态过程，任何一种或多种以上因素发生异常，均可导致异常分娩。异常分娩处理的关键是及时、准确识别产程中异常情况，适时、恰当地处理，以保障母儿安全。在判断异常分娩时，四项因素彼此适应，应当整体评估，例如，骨盆狭窄可致胎位异常及宫缩乏力，宫缩乏力亦可引起胎位异常。后两种因素异常通过调节，有望转化为正常。

【原因】

（一）产力异常

包括子宫收缩力、腹肌及膈肌收缩力和肛提肌收缩力异常，主要是子宫收缩力异常。子宫收缩力异常又分为子宫收缩乏力（协调性子宫收缩乏力及不协调性子宫收缩乏力）及子宫收缩过强（协调性子宫收缩过强及不协调性子宫收缩过强）。子宫收缩乏力可导致产程延长或停滞；子宫收缩过强可引起急产或严重的并发症。

（二）产道异常

有骨产道及软产道异常，临床上以骨产道狭窄多见。骨产道狭窄可导致产力异常或胎位异常。骨产道过度狭窄，即使正常大小的胎儿也难以通过（头盆不称）。

（三）胎儿异常

包括胎位异常（头先露、臀先露及肩先露等）及胎儿相对过大。

【临床表现及诊断】

（一）母体方面的变化

1. 一般情况

产程延长可使产妇烦躁不安、乏力、进食减少。检查可见口干唇裂、舌苔黄厚，甚至体温升高；严重者可出现肠胀气或尿潴留。

2. 产科情况

产力异常时，子宫收缩乏力或过强、过频；宫颈水肿或宫颈扩张缓慢、停滞；胎先露部下降延缓或胎先露部不下降，严重时，先兆子宫破裂或子宫破裂；胎膜早破。

（二）胎儿方面的变化

1. 胎头水肿或血肿

产程进展缓慢或停滞，胎头先露部位软组织长时间受到产道挤压，出现胎儿头皮水肿（又称产瘤）；或胎头在产道中被挤压、牵拉使骨膜下血管破裂，发生胎头血肿。

2. 胎儿颅骨缝过度重叠

产程延长，活跃期及二产程，胎头下降慢或停止，胎儿颅骨缝过度重叠，胎头下降受阻，骨产道狭窄，表明存在头盆不称。不宜经阴道分娩，应选择剖宫产。

3. 胎儿窘迫

产程延长特别是第二产程延长时可出现胎儿窘迫。

（三）产程时限异常

常见以下 6 种情况，可以单独存在，也可以并存。

1. 潜伏期延长

从规律宫缩开始至宫颈口扩张 6 cm 称为潜伏期。初产妇>20 小时，经产妇>14 小时。

2. 活跃期停滞

当破膜后子宫颈口扩张≥6 cm 后，如宫缩正常，子宫颈口停止扩张≥4 小时；如宫缩欠佳，子宫颈口停止扩张≥6 小时。

3. 第二产程延长

初产妇>3 小时，经产妇>2 小时（硬膜外麻醉镇痛分娩时初产妇>4 小时，经产妇>3 小时）产程无进展（胎头下降、旋转）。

4. 胎头下降延缓

在宫颈扩张减速期及第二产程时，胎头下降最快。此段初产妇<1.0 cm/h、经产妇<2.0 cm/h。

5. 胎头下降停滞

减速期后胎头下降停止>1 小时。

6. 滞产

总产程超过 24 小时，称为滞产。

临产后应密切观察产程进展，认真绘制产程图。一旦出现上述产程进展异常情况，积极寻找原因并作出相应的处理。

【处理】

异常分娩处理原则应以产前预测，产时准确及时诊断，针对原因适时处理。出现产程异常，均需仔细评估子宫收缩力、胎儿大小与胎位、骨盆狭窄程度以及头盆是否相称等，综合分析以判断是否可经阴道试产。

（一）可能经阴道分娩的处理

若无明显的头盆不称、胎位异常及其他产科禁忌证，应给予每个产妇充分试产的机会。

1. 潜伏期延长

不易确定临产的精确时间而使潜伏期的处理较困难。疑有潜伏期延长时，首选镇静治疗性休息，如用哌替啶 100 mg 或吗啡 10 mg 肌注。使假临产者的宫缩消失。绝大多数潜伏期宫缩乏力产妇经充分休息后自然进入活跃期，仅有不足5%潜伏期宫缩乏力者破膜后，给予缩宫素静脉滴注 12～18 小时，产程无进展，可诊断试产失败。无头盆不称及可疑胎儿窘迫，产程有进展但缓慢（包括宫口扩张及先露下降的评估）的第一产程不作为剖宫产指征。

2. 活跃期停滞

无头盆不称，可行人工破膜，配合缩宫素静脉滴注等处理，在试产过程中应保持有效宫缩（如宫缩持续 30～50 秒，强度适中，间隙期 3 分钟），严密观察胎心率及产程进展。发现枕后位等胎位异常，可通过指导产妇改变体位促进胎头枕部向前旋转，必要时可手转胎头矫正胎位。当破膜后子宫颈口扩张≥6 cm，如宫缩正常，子宫颈口扩张≥4 小时；或宫缩欠佳，子宫颈口扩张≥6 小时，则可能存在头盆不称，应及时行剖宫产结束分娩。

3. 第二产程延长

第二产程胎头下降延缓或胎头下降停滞时，应高度警惕头盆不称，立即行阴道检查。在及时查清胎方位及有无骨盆狭窄的同时，检查胎头颅骨重叠程度、胎先露部位置，胎头是否衔接，有无产瘤及复合先露等。在充分判定头盆相称程度的基础上，应指导产妇配合宫缩加腹压用力缩短第二产程，也可静脉滴注缩宫素。若为持续性枕横位或枕后位，可徒手转至枕前位，S>+3、胎头双顶径已越过中骨盆横径时，可行胎头吸引器或产钳助产。结合产力、胎位及胎心率等综合因素决定分娩方式，避免第二产程延长。

通过上述处理，有可能纠正因头盆不称导致的继发性宫缩乏力，避免产程延长及停滞，并使胎儿经阴道自然娩出或手术助产娩出，必要时，剖宫产结束分娩。

（二）难以经阴道分娩的处理

产程中一旦发现胎头高直后位、前不均倾位、额后位及额先露时，均应终止阴道试产，行剖宫产结束分娩。骨盆绝对性狭窄或胎儿过大，明显头盆不称或肩先露及臀先露尤其是足先露时，均应行择期剖宫产术。产力异常出现病理缩复环，无论胎儿是否存活，在抑制宫缩的同时尽早行剖宫产。

第二节　产力异常

子宫收缩力是分娩进程中最重要的产力，贯穿于分娩全过程，具有节律性、对称性、极性及缩复作用等特点。无论何种原因使上述特点发生改变，如失去节律性、极性倒置、收缩过弱或过强，均称为子宫收缩力异常。产力异常。主要包括：子宫收缩乏力及子宫收缩过强两种。

一、子宫收缩乏力

【原因】

子宫收缩功能取决于子宫肌源性、精神源性及激素调节体系中的同步化程度，任何一方异常均可直接导致产力异常。

（一）头盆不称或胎位异常

胎儿先露部不能紧贴子宫下段及宫颈内口，影响内源性缩宫素的释放及反射性子宫收缩。

（二）精神心理因素

产妇对分娩有恐惧、紧张、焦虑等精神心理障碍。

（三）子宫肌源性因素

子宫畸形、子宫肌纤维过度伸展（如巨大胎儿、双胎妊娠、羊水过多等）、高龄产妇、经产妇、有宫内感染、子宫肌瘤等因素，影响子宫收缩的对称性及极性，引起子宫收缩乏力。

（四）内分泌失调

临产后产妇体内缩宫素及前列腺素合成、释放不足，或缩宫素受体量少。胎儿、胎盘合成与分泌硫酸脱氢表雄酮量少，致宫颈成熟度欠佳，亦可引起原发性宫缩乏力。

（五）其他

在产程早期使用大剂量解痉、镇静、镇痛剂，可直接抑制子宫收缩。行硬膜外麻醉镇痛分娩或产妇疲乏时，导致子宫收缩乏力，使产程延长。

【临床表现及诊断】

（一）协调性子宫收缩乏力（低张性子宫收缩乏力）

子宫收缩有正常的节律性、对称性及极性，但收缩力弱，致使产程延长，甚至停滞。根据宫缩乏力发生时期分为两种。①原发性宫缩乏力：指产程一开始就出现；②继发性宫缩乏力：指产程开始正常，进入活跃期后强度转弱，使产程延长或停滞，多伴有胎位或骨盆等异常。

（二）不协调性子宫收缩乏力（高张性子宫收缩乏力）

宫缩失去正常的对称性、节律性，尤其是极性，不能产生向下的合力，无效宫缩，胎先露部不下降，宫口不扩张。产妇出现持续性腹痛及静息宫内压升高。

【对产程及母儿影响】

（一）对产程影响

宫缩乏力使产程进展缓慢或停滞。原发性宫缩乏力可致潜伏期延长，继发性宫缩乏力可导致第一及第二产程延长、停滞，甚至发生滞产。

（二）对产妇影响

产程延长直接影响产妇的休息及进食，加上体力消耗和过度换气，可致产妇精神疲惫、全身乏力，严重者引起脱水、酸中毒或低钾血症，手术产率增加。第二产程延长产道受压过久致产后尿潴留，甚至发生尿瘘或粪瘘。亦可导致产后出血和产褥感染率增加。

（三）对胎儿影响

不协调性宫缩乏力不能使子宫壁完全放松，对子宫胎盘循环影响大，易发生胎儿窘迫；产程延长胎头及脐带等受压机会增加，手术助产机会增高，易发生新生儿产伤，使新生儿窒息、颅内出血及吸入性肺炎等发病率增加。

【处理】

（一）协调性子宫收缩乏力

不论是原发性还是继发性，首先应寻找原因。发现头盆不称或胎位异常预计不能经阴道分娩者，应行剖宫产术。确认无头盆不称和胎位异常、胎儿窘迫征象，能经阴道分娩者，应采取加强宫缩的措施。

1. 第一产程

（1）一般处理

应预防宫缩乏力，解除产妇对分娩的心理顾虑与紧张情绪，指导休息、饮食及大小便等。对潜伏期出现的宫缩乏力，必要时可用强镇静剂如哌替啶 100 mg 或吗啡 10 mg 肌注，镇静治疗后绝大多数潜伏期宫缩乏力者经充分休息后自然转入活跃期。

（2）加强宫缩

①物理方法：宫口扩张≥5 cm、无头盆不称、胎头已衔接而产程延缓时，可行人工破膜术，使胎头直接紧贴子宫下段及宫颈内口，引起反射性子宫收缩，加速产程进展，同时观察羊水性状。宫颈 Bishop 评分≥7 分者，成功率较高。②药物：a. 缩宫素。从小剂量开始静脉滴注，通常用缩宫素 2.5 U 加入 0.9%氯化钠溶液 500 mL 中，每 1 mL 中含有 5 mU 缩宫素，开始滴速为 8 滴/分，每分钟滴入的缩宫素应控制在 2.5 mU，在确定无过敏后，剂量可逐渐增加，在 15 分钟内调整到有效剂量（宫缩间歇 2~3 分钟，持续 40~60 秒，宫腔压力不超过 60 mm-Hg）。通过调整给药浓度，在不引起子宫过强收缩及胎儿窘迫的情况下使宫口扩张及胎先露部下降；缩宫素的血浆半衰期平均为 5 分钟，用药后 20~40 分钟可达血浆稳态浓度，加量间隔以 15~30 分钟、每次增加浓度以 1~3 mU/min 为宜，最大给药浓度不超过 7.5 mU/min。用药时密切观察宫缩、胎心监护、血压及产程进展等变化，警惕水中毒。若血压升高，应减慢滴注速度；一旦激惹性宫缩或宫缩持续时间超过 1 分钟或胎心率明显减速（包括胎心持续减速及晚期减速等），均应立即停用缩宫素。对有明显产道梗阻或伴瘢痕子宫者不宜应用。b. 地西泮。地西泮 10 mg 静脉缓慢推注，2~3 分钟注完。间隔 4~6 小时酌情再用。可选择性地使宫颈肌纤维松弛，而不影响宫体肌收缩，可降低母体交感神经系统兴奋性，使子宫血管张力下降，改善子宫的血液循环。镇静、催眠作用可缓解产妇的紧张

情绪及疲惫状态，减少产妇体内儿茶酚胺分泌，有助于恢复子宫收缩。

2. 第二产程

若头盆相称出现宫缩乏力，可静脉滴注缩宫素加强宫缩，指导产妇配合宫缩屏气用力，争取经阴道自然分娩；有胎儿窘迫征象应尽早结束分娩，胎头双顶径已通过坐骨棘平面且无明显颅骨重叠，可行阴道助产；否则应行剖宫产术。

3. 第三产程

胎肩娩出后立即将缩宫素 10~20U 静脉滴注，预防产后出血。对产程长、破膜时间长及手术产者，给予抗生素防感染。

（二）不协调性子宫收缩乏力

应调节子宫收缩，使其恢复正常节律性及极性。可给予哌替啶 100 mg 或吗啡 10 mg 肌注，产妇充分休息后多能恢复为协调性子宫收缩，若伴胎儿窘迫及头盆不称者禁用强镇静剂，应尽早行剖宫产。在子宫收缩恢复为协调性之前，严禁使用缩宫药物，以免加重病情。

二、子宫收缩过强

【临床表现及诊断】

（一）协调性子宫收缩过强

子宫收缩的节律性、对称性及极性均正常，仅收缩力过强。若无产道梗阻，常以产程短暂为特征，可使总产程<3 小时，称为急产。若存在产道梗阻或瘢痕子宫，可发生病理缩复环或子宫破裂。

（二）不协调性子宫收缩过强

1. 子宫痉挛性狭窄环

子宫局部平滑肌呈痉挛性不协调性收缩形成的环形狭窄，持续不放松。狭窄环常见于子宫上下段交界处及胎体狭窄部，如胎儿颈部。产妇出现持续性腹痛，烦躁不安，宫颈扩张缓慢，胎先露部下降停滞，胎心时快时慢，第三产程常造成胎盘嵌顿，手取胎盘时可在宫颈内口上方直接触到此环。

2. 强直性子宫收缩

常见于缩宫药使用不当。子宫收缩失去节律性，呈持续性强直性收缩。产妇因持续性腹痛常有烦躁不安、腹部拒按，不易查清胎位，胎心听不清。若合并产道梗阻，亦可出现病理缩复环、血尿等先兆子宫破裂征象。

【对产程及母儿影响】

（一）对产程影响

协调性子宫收缩过强可致急产，不协调性子宫收缩过强形成子宫痉挛性狭窄环或强直性子宫收缩时，可导致产程延长及停滞。

（二）对产妇影响

无论急产还是强直性子宫收缩均易造成软产道裂伤。宫缩过强宫腔内压力增高，有发生羊水栓塞的危险。子宫痉挛性狭窄环可使产程停滞、胎盘嵌顿，增加产后出血、产褥感染及手术产的机会。

（三）对胎儿影响

急产及强直性子宫收缩使子宫胎盘血流减少，子宫痉挛性狭窄环使产程延长，易发生胎儿窘迫及新生儿窒息，严重者直接导致死胎及死产。

【处理】

以预防为主，有急产史（包括家族有急产史）者应提前入院待产，临产后慎用缩宫药物及其他可促进宫缩的产科处置，如人工破膜等。一旦发生强直性子宫收缩，给予产妇吸氧的同时应用宫缩抑制剂，如25%硫酸镁20 mL加入5%葡萄糖液20 mL缓慢静注，哌替啶100 mg肌注（适用于4小时内胎儿不会娩出者），在抑制宫缩的同时密切观察胎儿安危。若宫缩缓解、胎心正常，可等待自然分娩或经阴道手术助产；若宫缩不缓解，已出现胎儿窘迫或病理缩复环者，应尽早行剖宫产；若胎死宫内，应先缓解宫缩，处理死胎，以不损害母体为原则。

第三节　产道异常

产道异常包括骨产道异常及软产道异常，以骨产道异常多见。

一、骨产道异常

包括骨盆形态异常及骨盆径线过短。骨盆径线过短或骨盆形态异常，使骨盆腔容积小于胎先露部能够通过的限度，称为狭窄骨盆。可以是一个径线过短或多个径线同时过短；也可以是一个平面狭窄或多个平面同时狭窄。造成狭窄骨盆的原因有先天发育异常、出生后营养、疾病及外伤等因素。

【狭窄骨盆的分类】

（一）骨盆入口平面狭窄

扁平型骨盆最常见，骨盆入口平面前后径狭窄。根据骨盆入口平面狭窄程

度，分为 3 级：Ⅰ级临界性狭窄，骶耻外径 18 cm，对角径 11.5 cm，入口前后径
10.0 cm，多数可经阴道分娩；Ⅱ级相对性狭窄，骶耻外径 16.5~17.5 cm，对角
径 10.0~11.0 cm，入口前后径 8.5~9.5 cm，需经试产后才能决定是否可以经阴
道分娩；Ⅲ级绝对性狭窄，骶耻外径 ≤16.0 cm，对角径 ≤9.5 cm，入口前后径
≤8.0 cm，必须以剖宫产结束分娩。根据形态变异分为两种。

1. 单纯扁平骨盆

入口呈横扁圆形，骶岬向前下突出，入口横径正常前后径缩短，骶凹存在。

2. 佝偻病性扁平骨盆

入口呈横的肾形，骶岬向前突，入口前后径明显缩短，骶凹消失，骶骨下段
变直后移，尾骨前翘，坐骨结节外翻使耻骨弓角度及坐骨结节间径增大。

（二）中骨盆平面狭窄

主要为男型骨盆及类人猿型骨盆，以坐骨棘间径及中骨盆后矢状径狭窄为
主。中骨盆平面狭窄分为 3 级：Ⅰ级临界性，坐骨棘间径 10.0 cm，坐骨棘间径
加后矢状径 13.5 cm；Ⅱ级相对性狭窄，坐骨棘间径 8.5~9.5 cm，坐骨棘间径与
后矢状径 12.0~13.0 cm；Ⅲ级绝对性狭窄，坐骨棘间径 ≤8.0 cm，坐骨棘间径
加后矢状径 ≤11.5 cm。

（三）骨盆出口平面狭窄

常与中骨盆平面狭窄伴行，多见于男型骨盆。骨盆侧壁内收及骶骨直下使坐
骨切迹 <2 横指、耻骨弓角度 <90°，呈漏斗型骨盆。将骨盆出口狭窄分 3 级：Ⅰ
级临界性，坐骨结节间径 7.5 cm，坐骨结节间径与出口后矢状径之和 15.0 cm；
Ⅱ级相对性狭窄，坐骨结节间径 6.0~7.0 cm，坐骨结节间径与出口后矢状径之
和 12.0~14.0 cm；Ⅲ级绝对性狭窄，坐骨结节间径 ≤5.5 cm，坐骨结节间径与

出口后矢状径之和≤11.0 cm。

（四）骨盆三个平面狭窄

外形属女型骨盆，三个平面各径线均比正常值小 2 cm 或更多，称为均小骨盆。

（五）畸形骨盆

丧失正常形态及对称性所致的狭窄。偏斜骨盆的共性特征是骨盆两侧的侧斜径（一侧髂后上棘与对侧髂前上棘间径）或侧直径（同侧髂后上棘与髂前上棘间径）之差>1 cm。有尾骨骨折史可致尾骨尖前翘或骶尾关节融合使骨盆出口前后径明显变短，导致骨盆出口平面狭窄而影响分娩。

【狭窄骨盆的临床表现】

（一）骨盆入口平面狭窄的临床表现

1. 胎先露及胎方位异常

狭窄骨盆孕产妇，臀先露、肩先露等异常胎位发生率是正常骨盆者的 3 倍以上。头先露初产妇已临产，但胎头迟迟不入盆。检查胎头跨耻征阳性；产程早期胎头常呈不均倾位或仰伸位入盆。若为骨盆临界性或相对性入口平面狭窄、胎儿不大且产力好，经充分试产可经阴道分娩；否则，胎头受阻于骨盆入口，衔接失败，属绝对性头盆不称，应行剖宫产。

2. 产程进展异常

因骨盆入口平面狭窄而致相对性头盆不称时，常见潜伏期及活跃期早期产程延长。经充分试产，胎头衔接则后期产程进展相对顺利。绝对性头盆不称时，常导致宫缩乏力及产程停滞。

3. 其他

胎膜早破及脐带脱垂等分娩期发病率增高。头盆不称产妇脐带脱垂风险为正常产妇的 4~6 倍以上。偶有狭窄骨盆伴有宫缩过强者，因产道梗阻使产妇出现腹痛拒按、排尿困难，甚至尿潴留等症状。产妇下腹压痛明显、耻骨联合分离、宫颈水肿，出现病理缩复环、肉眼血尿等先兆子宫破裂征象。若未及时处理则可发生子宫破裂。

（二）中骨盆平面狭窄的临床表现

1. 胎方位异常

当胎头下降至中骨盆平面时，中骨盆横径狭窄致使胎头内旋转受阻，易出现持续性枕后（横）位，经阴道分娩受阻。

2. 产程进展异常

胎头多于宫口近开全时完成内旋转，因此持续性枕后（横）位可使减速期及第二产程延长，胎头下降延缓与停滞。

3. 其他

易致继发性宫缩乏力，胎头强行通过中骨盆以及手术助产矫正胎方位等易发生胎儿颅内出血、头皮血肿等，强行阴道助产则可导致严重的会阴、阴道损伤。中骨盆严重狭窄、宫缩又较强，同样可发生子宫破裂。

（三）骨盆出口平面狭窄的临床表现

常与中骨盆平面狭窄并存。可导致继发性宫缩乏力及第二产程停滞，胎头双顶径不能通过骨盆出口。

【狭窄骨盆的诊断】

利用影像学技术如 X 线、CT 和 MRI 检查可精确测量骨盆腔的大小，但临床未广泛应用，X 线检查对母儿双方均不利，现已弃用。主要通过产科检查评估骨盆大小。

（一）病史

询问产妇既往是否患佝偻病、骨结核、脊髓灰质炎及骨外伤等，经产妇更应详细询问既往分娩史，有无难产及其他等。

（二）全身检查

注意身高、脊柱及下肢残疾情况以及米氏菱形窝是否对称等。身高<145 cm 者易合并均小骨盆，脊柱侧突或跛行者可伴偏斜骨盆畸形。骨骼粗壮、颈部较短者易伴漏斗型骨盆。米氏菱形窝对称但过扁者易合并扁平骨盆、过窄者易合并中骨盆狭窄，两髂后上棘对称突出且狭窄者往往是类人猿型骨盆特征，米氏菱形窝不对称、一侧髂后上棘突出者则偏斜骨盆可能性大。

（三）腹部检查

初产妇呈尖腹、经产妇呈悬垂腹者，往往可能有骨盆入口狭窄。临产后还应充分评估头盆关系，胎头跨耻征阳性，表示头盆不称。提示有骨盆相对性或绝对性狭窄可能，头盆是否相称还与骨盆倾斜度和胎方位相关。

（四）骨盆评估

除测量骶耻外径和坐骨结节间径外，还应注意检查耻骨弓角度、对角径、坐骨切迹宽度、坐骨棘内突程度、骶凹曲度及骶尾关节活动度等，以便充分预测骨盆各平面的狭窄程度。

（五）胎位及产程动态监测

初产妇临产后胎头尚未衔接或呈臀先露、肩先露等异常胎先露，或头先露呈不均倾位衔接，或胎头内旋转受阻以及产力、胎位正常而产程进展缓慢时，均提示有狭窄骨盆可能，应根据头盆相称程度确定是否可经阴道试产。

【狭窄骨盆对产程及母儿影响】

（一）对产程影响

使产程延长及停滞。入口狭窄使潜伏期及活跃期均延长或停滞；中骨盆狭窄可使胎头下降延缓、停滞，活跃期及第二产程延长；出口狭窄使第二产程延长及胎头下降停滞。

（二）对产妇影响

入口狭窄使异常胎先露发生率增加；中骨盆狭窄易致胎方位异常。胎先露部下降受阻多导致继发性宫缩乏力，产程延长，使手术产及产后出血增多；产道受压过久，可形成尿瘘或粪瘘；伴宫缩过强形成病理缩复环，可致子宫破裂；因滞产阴道检查次数增多，产褥感染机会增加。

（三）对胎儿影响

入口狭窄使胎头高浮或胎膜早破，增加脐带先露及脐带脱垂机会；胎头内旋转及下降受阻，在产道受压过久，强行通过狭窄产道或手术助产，易引起新生儿颅内出血及其他产伤、感染等。

【狭窄骨盆分娩处理】

（一）骨盆入口平面狭窄的处理

（1）骶耻外径 16.5~17.5 cm、骨盆入口前后径 8.5~9.5 cm、胎头跨耻征可疑阳性，相对骨盆入口平面狭窄，若产妇一般状况及产力良好，足月胎儿体重 <3000 g，胎位、胎心正常时，当破膜后子宫颈口扩张 ≥6 cm 后，试产时间以 4~6 小时为宜。产程仍无进展或出现胎儿窘迫征象，应及时行剖宫产术。

（2）骶耻外径 ≤16.0 cm、骨盆入口前后径 ≤8.0 cm、胎头跨耻征阳性，绝对骨盆入口平面狭窄，足月活胎应行剖宫产术。

（二）中骨盆平面狭窄的处理

中骨盆平面狭窄容易导致持续性枕后位或枕横位，多为活跃期停滞及第二产程延长、继发性宫缩乏力。若宫口开全初产妇已 2 小时，经产妇已 1 小时以上，胎头双顶径达到坐骨棘水平或更低，可以徒手转胎位，加强产力，可阴道分娩或阴道助产；胎头双顶径仍在坐骨棘水平以上，或伴有胎儿窘迫征象，应行剖宫产术。

（三）骨盆出口平面狭窄的处理

骨盆出口平面狭窄不应阴道试产。

（四）骨盆三个平面均狭窄的处理

在胎儿小、产力好、胎位及胎心正常的情况下可试产。头盆不称，胎儿较大时，应当实施剖宫产。

（五）畸形骨盆的处理

应根据畸形骨盆种类、狭窄程度、胎儿大小及产力等情况具体分析。畸形严重、头盆明显不称者，应及时行剖宫产术。

二、软产道异常

软产道异常同样可致异常分娩，但少见。软产道异常可由先天发育异常及后天疾病因素引起。

【先天发育异常】

（一）阴道横隔

横隔厚直接阻碍胎先露部下降使产程停滞，需剖宫产分娩；若横隔薄，随胎先露部下降被进一步撑薄，通过横隔孔查及逐渐开大的宫口，在确认为横隔后，可在直视下以小孔为中心将横隔 X 形切开，待胎盘娩出后用可吸收线间断或连续锁边缝合残端。

（二）阴道纵隔

伴有双宫颈者，纵隔被推向对侧，分娩多无阻碍；发生于单宫颈者，可在分娩时切断挡在胎先露部前方的纵隔，产后用可吸收线间断或连续锁边缝合残端。若在孕前已确诊，可先行矫形术。

【软产道瘢痕】

（一）子宫下段瘢痕

随着初产妇剖宫产率升高，使子宫下段的手术瘢痕者增多。瘢痕子宫再孕分娩时有瘢痕破裂的危险，使重复剖宫产机会相应增加。但并非所有曾行剖宫产的妇女再孕后均须剖宫产，需视前次剖宫产术式、指征、术后有无感染、术后再孕间隔时间、既往剖宫产次数以及本次妊娠临产后产力、产道及胎儿相互适应情况等综合分析决定是否剖宫产后阴道分娩。若前次剖宫产切口为子宫下段横切口，再孕后阴道试产成功率高；但若前次术式为子宫上段纵切口或T形切口、术后有感染、前次剖宫次数≥2次、巨大子宫肌瘤穿透子宫黏膜剔除术后者不宜试产。

（二）宫颈瘢痕

宫颈慢性炎症经冷冻、高频电刀或手术锥形切除治疗，或宫颈内口松弛经环扎手术治疗，宫颈坚硬、宫颈水肿均可使宫颈局部形成瘢痕、挛缩、狭窄或缺乏弹性，影响宫颈扩张。可静注地西泮10 mg或宫旁两侧注入0.5%利多卡因10 mL软化宫颈治疗，如无效应剖宫产分娩。

（三）阴道瘢痕

若瘢痕不严重且位置低时，可行会阴后-侧切开术后阴道分娩；若瘢痕严重，曾行生殖道瘘修补术或瘢痕位置高时，均应行剖宫产术。

【盆腔肿瘤】

（一）子宫肌瘤

不阻碍产道可经阴道分娩。子宫下段及宫颈肌瘤阻碍胎先露部衔接及下降时，应行剖宫产术，同时行肌瘤切除术。若肌瘤位置异常，术前准备不足，产后手术可避免产时手术失血过多等不利因素。

（二）卵巢肿瘤

卵巢肿瘤位于骨盆入口阻碍胎先露部衔接者，应行剖宫产同时切除肿瘤，术后送病理检查。

（三）宫颈癌

癌肿质硬而脆，经阴道分娩易致裂伤出血及癌肿扩散，应行剖宫产术。若为早期浸润癌可先行剖宫产术，随即行宫颈癌根治术或术后放疗。

【其他】

阴道尖锐湿疣：可因阴道分娩感染新生儿患喉乳头状瘤，若为女婴亦可患生殖道湿疣。另外，外阴及阴道的尖锐湿疣在妊娠期生长迅速，病灶易扩散，病变部位组织质脆，阴道分娩易致软产道裂伤及感染，以行剖宫产为宜。

第四节　胎位异常

胎位异常包括头先露异常、臀先露及肩先露等。头先露异常最常见，以胎头为先露的难产，又称头位难产。

一、持续性枕后位、枕横位

正常分娩时，胎头双顶径抵达中骨盆平面时完成内旋转动作，胎头得以最小径线通过骨盆最窄平面顺利经阴道分娩。临产后凡胎头以枕后位或枕横位衔接，经充分试产，胎头枕部仍位于母体骨盆后方或侧方，不能转向前方致使分娩发生困难者，称为持续性枕后位或持续性枕横位，约占分娩总数的 5%。

【原因】

（一）骨盆异常

男型骨盆与类人猿型骨盆多有中骨盆狭窄，阻碍胎头内旋转，容易发生持续性枕后位或枕横位。扁平骨盆及均小骨盆容易使胎头以枕横位衔接，俯屈不良影响内旋转，使胎头枕横位嵌顿在中骨盆形成持续性枕横位。

（二）其他

子宫收缩乏力、前置胎盘、胎儿过大或过小以及胎儿发育异常等均可影响胎头俯屈及内旋转，造成持续性枕后位或枕横位。

【诊断】

（一）临床表现

临产后胎头枕后位衔接影响胎头俯屈及下降，进而不能有效扩张宫颈及影响内源性缩宫素释放，易致低张性宫缩乏力。胎儿枕部压迫产道，产妇觉肛门坠胀及排便感，宫口尚未开全时过早屏气，第二产程腹肌收缩乏力使胎头下降延缓或停滞，产程延长。在阴道口见到胎发，多次宫缩时屏气胎头不继续下降，应考虑可能是持续性枕后位。

（二）腹部检查

胎背偏向母体后方或侧方，前腹壁触及胎儿肢体，且在胎儿肢体侧容易听及胎心。

（三）阴道（肛门）检查

枕后位时盆腔后部空虚。持续性枕横位时矢状缝与骨盆横径一致，前后囟分别位于骨盆两侧后方，因胎头俯屈差，前囟常低于后囟。若宫口开全，因胎头产瘤触不清颅缝及囟门时，可借助胎儿耳廓及耳屏位置判定胎方位。

（四）超声检查

超声探测胎头枕部及眼眶方位即可明确诊断。

【分娩机制】

在无头盆不称时，多数枕后位及枕横位在强有力的宫缩作用下，可使胎头枕部向前旋转 90°～135° 成为枕前位。在分娩过程中，若不能自然转为枕前位者，其分娩机制如下。

（一）枕后位

枕左（右）后位内旋转时向后旋转 45°，使矢状缝与骨盆前后径相一致，胎儿枕部朝向骶骨成正枕后位，其分娩方式如下。

1. 胎头俯屈较好

继续下降前囟抵达耻骨联合下，以前囟为支点，胎头继续俯屈，自会阴前缘先娩出顶部及枕部，随后胎头仰伸，再自耻骨联合下相继娩出额、鼻、口、颏。此种分娩方式为枕后位经阴道助产最常见的方式。

2. 胎头俯屈不良

胎头额部先拨露，当鼻根抵达耻骨联合下时，以鼻根为支点，胎头先俯屈，使前囟、顶部及枕部相继从会阴前缘娩出，随后胎头仰伸自耻骨联合下相继娩出额、鼻、口及颏。因胎头以较大的枕额周径旋转，这种分娩方式较前者困难，除少数产力好、胎儿小能以正枕后位自然娩出外，多数需阴道助娩。

（二）枕横位

部分枕横位于下降过程中内旋转受阻，或枕后位仅向前旋转 45° 成为持续性枕横位时，多需用手或胎头吸引器（或产钳）将胎头转成枕前位经阴道娩出。

【对产程及母儿影响】

（一）对产程影响

持续性枕后（横）位容易导致胎头下降延缓及停滞。处理不及时导致第二产程延长，甚至滞产。

（二）对母体影响

容易继发性宫缩乏力及产程延长。若产道受压过久因膀胱麻痹可致尿潴留，甚至发生生殖道瘘。阴道助产增多，产道裂伤、产后出血及产褥感染机会增加。

（三）对胎儿影响

由于产程延长及手术助产机会增多，易致胎儿窘迫、新生儿窒息及产伤等，使围生儿死亡率增高。

【处理】

若骨盆无异常、胎儿不大，可试产。

（一）第一产程

密切观察产程进展及胎心变化，防止产妇过早屏气用力，防宫颈前唇水肿及体力消耗；产妇取胎背对侧卧位，促进胎头俯屈、下降及向前旋转，充分试产。宫缩乏力时，可静脉滴注缩宫素；宫口开大 6 cm 以上，可行人工破膜，观察羊水性状，促进产程进展。若经过上述处理效果不佳，宫口开大<1 cm/h 或无进展或试产过程中出现胎儿窘迫，均应行剖宫产术。

（二）第二产程

发现胎头下降延缓及停滞时，应及时行阴道检查确定胎方位，发现胎头呈枕后位或枕横位时，应指导产妇配合宫缩、屈髋加腹压用力，以此方式减小骨盆倾斜度、增加胎轴压，使胎先露部充分借助肛提肌收缩力转至枕前位。亦可在宫缩时上推胎头前囟侧助其充分俯屈，解除枕额径嵌顿使其以枕下前囟径顺利完成内旋转后通过产道自然分娩。若经上述处置仍无进展或进展缓慢，或第二产程初产妇 2 小时，经产妇 1 小时，应行阴道检查。若 S≥+3（双顶径已达坐骨棘及以下）时，用手转胎头或用胎头吸引器（或产钳）辅助将胎头转至枕前位后阴道助娩。若转至枕前位困难，亦可转至正枕后位产钳助娩。枕后位时胎头俯屈差，往往以枕额径娩出，宜行较大的会阴后-侧切开术娩出胎儿，以防产道裂伤。若第二产程延长，而胎头双顶径仍在坐骨棘以上，或第二产程 S<+3 伴胎儿窘迫时，均宜剖宫产分娩。

（三）第三产程

应做好新生儿复苏抢救准备，防治产后出血。有软产道裂伤者，应及时修补，并给予抗生素预防感染。

二、胎头高直位

胎头以不屈不仰姿势衔接于骨盆入口，其矢状缝与骨盆入口前后径相一致时，称为胎头高直位。胎头高直位包括：①高直前位：指胎头枕骨向前靠近耻骨联合者，又称枕耻位；②高直后位：指胎头枕骨向后靠近骶岬者，又称枕骶位。约占分娩总数的 1.08%。

【诊断】

（一）临床表现

临产后胎头迟迟不下降或下降缓慢，宫口扩张缓慢，产程延长。高直前位时，胎头入盆困难，活跃期早期宫口扩张延缓或停滞。高直后位时，胎头不能通过骨盆入口，不下降，先露部高浮，活跃期早期延缓或停滞，即使宫口开全，胎头高浮易发生滞产、先兆子宫破裂，甚至子宫破裂。

（二）腹部检查

胎头高直前位时，腹前壁被胎背占据，触不到胎儿肢体，胎心位置稍高在近腹中线。高直后位时，腹前壁被胎儿肢体占据，有时可能在耻骨联合上方触及胎儿下颏。

（三）阴道检查

胎头矢状缝在骨盆入口的前后径上，其偏斜度不应超过 15°。高直前位时后囟在前、前囟在后，反之则为高直后位。因胎头嵌顿于骨盆入口，宫口很难开全，常停滞在 3~5 cm。

（四）超声检查

高直后位时可在耻骨联合上方探及眼眶反射；高直前位时在母亲腹壁正中探及胎儿脊柱反射。高直前位及高直后位胎头双顶径均与骨盆入口横径一致。

【分娩机制】

高直前位临产后，胎头极度俯屈，以枕骨下部支撑在耻骨联合处，额、顶、颏转向骶岬。首先是前囟滑过骶岬，然后额沿骶骨下滑入盆，待胎头极度俯屈姿势纠正后，不需内旋转，可按枕前位分娩。相反，高直后位时胎儿脊柱与母体脊柱相贴，胎头枕部嵌顿在骶岬上方，妨碍胎头俯屈及下降，使胎头高浮无法入盆，很难经阴道分娩。

【处理】

高直前位时，应给予阴道试产机会，加强产力同时指导其侧卧或半卧位，促进胎头衔接、下降。若试产失败或伴明显骨盆狭窄，确诊高直后位应行剖宫产术。

三、前不均倾位

枕横位入盆的胎头侧屈以其前顶骨先入盆，称为前不均倾位。前不均倾位是导致异常分娩的异常胎位，发生率为 0.50%~0.81%。

【诊断】

（一）临床表现

因后顶骨不能入盆，使胎头下降停滞，产程延长。若膀胱颈受压于前顶骨与耻骨联合之间，使产妇过早出现排尿困难及尿潴留。

（二）腹部检查

临产早期，于耻骨联合上方可扪及胎头顶部。随前顶骨入盆胎头折叠于胎肩之后，使在耻骨联合上方不易触及胎头，形成胎头已衔接入盆的假象。

（三）阴道检查

胎头矢状缝在骨盆入口横径上，矢状缝向后移靠近骶岬侧，盆腔后半部空虚，前顶骨紧嵌于耻骨联合后方，宫颈前唇受压出现水肿，尿道受压不易插入导尿管。

【分娩机制】

前不均倾位时，因耻骨联合后面直而无凹陷，前顶骨紧紧嵌顿于耻骨联合后，使后顶骨无法越过骶岬而入盆，故需剖宫产结束分娩。

【处理】

临产后早期，产妇宜取坐位或半卧位，以减小骨盆倾斜度，尽量避免胎头以前不均倾位衔接。一旦确诊为前不均倾位，除个别胎儿小、宫缩强、骨盆宽大给予短时间试产外，均应尽快行剖宫产术。

四、额先露

胎头持续以额部为先露入盆并以枕额径通过产道时，称为额先露。胎头呈半仰伸状态，属于暂时性的胎位，也可进一步仰伸为面先露，或俯屈为枕先露。持续性额先露仅占分娩总数的 0.03%～0.1%。

【原因】

（一）子宫因素

双子宫或鞍状子宫以及宫腔内有纵隔时，均易使子宫体斜向一侧，胎背易向枕骨方向后倾使胎头呈仰伸状态。

（二）骨盆因素

骨盆入口狭窄，孕妇腹壁松弛（如经产妇）呈悬垂腹，胎背向前或两侧方下垂，易致胎头仰伸。

（三）胎儿因素

巨大胎儿、脐带绕颈及其他少见长颅畸形、无脑儿等，容易发生额先露。

【诊断】

（一）临床表现

持续性额先露时以胎头最大径线（枕额径）入盆，使胎头衔接受阻，导致继发性宫缩乏力及产程停滞。

（二）腹部检查

额先露时可在耻骨联合上方触及胎儿下颏或胎儿枕骨隆突。偶尔可在耻骨联合上方两侧同时触及胎儿下颏及枕骨隆突。

（三）阴道检查

可触及额缝（额缝一端为前囟，另一端为鼻根以及鼻根内侧的眼眶）。

【分娩机制】

一般情况下，持续性额先露因枕颏径受阻于骨盆入口无法衔接而不能经阴道分娩。若胎儿很小、骨盆很大，或胎头明显变形使枕额径明显缩小时，额先露自然转位俯屈为枕先露或仰伸为面先露中的颏前位时，可经阴道分娩。

【处理】

产前检查发现为悬垂腹型或子宫体偏斜一侧疑有子宫畸形时，应警惕额先露可能。在确诊胎方位同时应排除胎儿异常可能。若产前发现为额先露，应建议孕妇取胎背对侧卧位，促进胎头俯屈自然转为枕先露。若临产后额先露未能自然转位且产程停滞，应行剖宫产术。

五、面先露

胎头以颜面为先露时，称面先露，发生率为 0.08% ~ 0.27%。常由额先露继续仰伸形成，以颏骨为指示点，面先露有颏左前、颏左横、颏左后、颏右前、颏右横、颏右后 6 种胎方位。

【诊断】

（一）腹部检查

颏后位时，面先露的特征是在胎背侧触及极度仰伸的枕骨隆突。由于胎头的极度仰伸使其枕骨隆突与胎背间有明显凹陷，并因胎背远离孕妇腹壁而使胎心听诊遥远。相反，颏前位时因胎体伸直使胎儿胸部更贴近孕妇腹前壁，胎儿肢体侧的下腹部胎心听诊更清晰。

（二）阴道（肛门）检查

触不到圆而硬的颅骨，在宫口开大后仅能触及胎儿颜面的一些特征，如眼、鼻及口等。但面先露低垂部位如口唇等出现水肿时不易与臀先露时肛门相区别，有可能将面先露误诊为臀先露。主要鉴别点：面先露时口与两颧骨突出点呈倒三角形排列，而臀先露时肛门与两个坐骨结节呈直线排列。另外，手指入肛门后可有括约感，并可带出胎粪，而口腔无上述特点。通过触诊胎儿口腔及下颏的位置可确诊胎方位。

（三）超声检查

可明确区分面先露与臀先露，并能探清胎方位。

【分娩机制】

很少发生在骨盆入口上方，往往是额先露下降受阻时胎头极度仰伸通过产道时发生面先露。因此，面先露的分娩机制为胎头仰伸、下降、内旋转、俯屈、复位及外旋转。

以颏右前位为例：胎头以前囟颏径，衔接于母体骨盆入口左斜径上，下降至中骨盆平面遇到盆壁阻力，使胎头后仰，枕骨进一步贴近胎背，颏部成为下降的先露。当颏部抵达盆底遇到盆底阻力时向左旋转45°成颏前位，并使前囟颏径与中骨盆及骨盆出口前后径保持一致，有利于胎头继续下降；当颏部抵达耻骨弓下时胎头大部在骶凹的缓冲区，借骶凹及骶尾关节能向后移动特点，以颏为支点可将胎头逐渐俯屈，自会阴前缘相继娩出胎儿鼻、眼、额、顶、枕，使仰伸的胎头复位娩出阴道外口，随后的胎体娩出同枕先露。颏右横及颏右后的分娩机制基本同颏右前，只是内旋转的角度大，为90°~135°。

因前囟颏径较枕下前囟径大，同时颜面颅骨变形能力不如颅顶骨，使面先露在产道内完成内旋转的阻力较大，不易转成颏前位。沿颏后位继续下降时，已极度仰伸的胎头大部嵌顿在耻骨联合后上方，不能再继续仰伸适应骨盆轴下降，更不能俯屈，故颏后位不能经阴道分娩。

【处理】

面先露均在临产后发生。如出现产程延长及停滞时，应及时行阴道检查，尽早确诊。颏前位时，如无头盆不称、胎心正常，应给予阴道试产机会。因产程长且常伴宫缩乏力，可静脉滴注缩宫素加强产力。如第二产程延长，可产钳助产分娩，但宜行较长的会阴后-侧切开。颏前位伴头盆不称或出现胎儿窘迫征象，或颏后位，均需剖宫产分娩。个别情况下，如颏后位胎儿过小或胎死宫内，欲阴道分娩时也必须转成颏前位。否则，将危害母儿双方。

六、臀先露

臀先露是产前最常见且最容易诊断的一种异常胎位，占足月分娩总数的3%~4%。臀先露以骶骨为指示点，有骶左前、骶左横、骶左后、骶右前、骶右横及骶右后6种胎方位。

【原因】

（一）胎儿发育因素

胎龄愈小臀先露发生率愈高，如晚期流产儿及早产儿臀先露高于足月产儿。臀先露于妊娠 28~32 周间转为头先露，并相对固定胎位。另外，无论早产还是足月产臀先露时先天畸形如无脑儿、脑积水等及低出生体重发生率是头先露的2.5 倍。

（二）胎儿活动空间因素

胎儿活动空间过大或过小均可导致臀先露。

（1）双胎及多胎妊娠，臀先露发生率远较单胎妊娠时高。

（2）羊水过多及羊水过少，亦因胎儿活动范围过大或过小而使臀先露发生率高。此两种情况也可能与胎儿发育异常有关。

（3）经产妇腹壁过于松弛或子宫畸形如单角子宫、纵隔子宫使胎儿活动受限，均易导致臀先露。

（4）脐带过短尤其合并胎盘附着宫底，或胎盘植入一侧宫角以及前置胎盘时易合并臀先露。

（5）骨盆狭窄、盆腔肿瘤（如子宫下段或宫颈肌瘤等）阻碍产道时，也可导致臀先露。

【分类】

根据胎儿双下肢所取的姿势分为 3 类：单臀先露、完全臀先露及不完全臀先露。

（一）单臀先露

胎儿双髋关节屈曲、双膝关节伸直，先露为胎儿臀部时，称单臀先露，又称腿直臀先露。最多见。

（二）完全臀先露

胎儿双髋关节及膝关节均屈曲，先露为胎儿臀部及双足时，称为完全臀先露，又称混合臀先露。较多见。

（三）不完全臀先露

指胎儿以一足或双足、一膝或双膝或一足一膝为先露。膝先露是暂时的，产程开始后常转为足先露。较少见。

【诊断】

（一）临床表现

妊娠晚期胎动时孕妇常有季肋部受顶胀痛感，临产后因胎足及胎臀不能充分扩张宫颈及刺激宫旁、盆底神经丛，容易导致宫缩乏力及产程延长。足先露时容易发生胎膜早破及脐带脱垂。

（二）腹部检查

宫底部可触及圆而硬、按压时有浮球感的胎头。在腹部一侧可触及宽而平坦的胎背，腹部对侧可触及小肢体。若未衔接，在耻骨联合上方可触及不规则、宽而软的胎臀；若胎儿粗隆间径已入盆则胎臀相对固定不动。听诊胎心在脐左（或右）上方胎背侧响亮。

（三） 阴道检查

宫颈扩张 2 cm 以上且胎膜已破时，可触及胎臀的结构，如肛门、坐骨结节及骶骨等。应与面先露鉴别（详见面先露），准确触诊骶骨对确诊胎方位很重要。在完全臀先露时可触及胎足，通过脚趾的方位可帮助判断是左足还是右足；需与胎手鉴别。进一步下降可触及外生殖器，当不完全臀先露触及胎儿下肢时应注意有无脐带同时脱出。

（四） 超声检查

可确诊臀先露的种类，如单臀先露时可探及双膝关节呈伸直状态。臀先露时胎儿畸形率高于头先露，应探查胎儿有无异常以及胎盘、子宫等有无异常。

【分娩机制】

以骶右前位为例，分述如下。

（一） 胎臀娩出

临产后，胎臀以粗隆间径衔接于骨盆入口右斜径上。前臀下降较快，当其遇到盆底阻力时向母体的右侧前方旋转 45°，使前臀转向耻骨联合后方，此时，粗隆间径与母体骨盆出口前后径一致。胎臀继续下降，胎体适应产道侧屈，后臀先自会阴前缘娩出，胎体稍伸直，使前臀在耻骨弓下娩出。胎腿及胎足随胎臀自然娩出或在医生协助下娩出。

（二） 胎肩娩出

胎臀娩出后，轻度向左外旋转。随着胎背转向前方，胎儿双肩径衔接在骨盆入口右斜径上，胎肩快速下降同时前肩向右旋转 45°，使双肩径与骨盆出口前后径相一致，前肩转至耻骨弓下，胎体顺产道侧屈，使后肩及后上肢先自会阴前缘娩出，再侧伸使前肩及前上肢从耻骨弓下娩出。

（三）胎头娩出

当胎肩通过会阴时，胎头矢状缝衔接于骨盆入口的左斜径或横径上。当胎头枕骨达骨盆底时向左前方行内旋转，使枕骨朝向耻骨联合。当枕骨下凹抵达耻骨弓下时，以此处为支点，胎头继续俯屈使颏、面及额部相继自会阴前缘娩出，随后枕骨自耻骨弓下娩出。

【对产程及母儿影响】

（一）对产程影响

因胎臀周径小于胎头，影响宫颈扩张进程，容易发生活跃期延长及停滞。

（二）对母体影响

臀先露因胎臀形状不规则，对前羊膜囊压力不均匀，易胎膜早破，增加产褥感染机会。臀先露部扩张宫颈及刺激宫旁神经丛的张力不如头先露，易致继发性宫缩乏力及产后出血。宫口未开全时，强行牵拉容易导致软产道损伤。

（三）对胎儿影响及新生儿影响

臀先露容易发生胎膜早破，早产儿、低体重儿及低 Apgar 评分儿增多，脐带脱垂围生儿死亡率是头先露的 10 倍。胎头需变形方可通过骨盆，当脐带受压于胎头与宫颈、盆壁间，导致胎儿低氧血症及酸中毒的发生，严重者延续为新生儿窒息。胎体娩出时宫口未必开全，而此时强行娩出胎头易直接损伤胎头及头颈部神经肌肉，导致颅内出血、臂丛神经麻痹、胸锁乳突肌血肿及死产。

【处理】

（一）妊娠期

妊娠 30 周前，臀先露多能自行转为头先露，不需处理。若妊娠 30 周后仍为臀先露应予矫正。矫正方法有：

1. 胸膝卧位

孕妇排空膀胱，松解裤带，胸膝卧位，每日 2~3 次，每次 15 分钟，连做一周后复查。该体位可使胎臀退出盆腔，以利胎儿借助重心改变自然完成头先露的转位。亦可取胎背对侧侧卧，通过促进胎儿俯屈转位。

2. 激光照射或艾灸

至阴穴（足小趾外侧趾甲角旁 0.1 寸），每日 1 次，每次 15~30 分钟，5~7次为一疗程。

3. 外转胎位术

上述方法无效、腹壁松弛的孕妇，宜在妊娠 32~34 周后进行。外转胎位术有诱发胎膜早破、胎盘早剥及早产等危险，应慎用。主要禁忌证包括：胎儿异常（包括发育异常及胎心异常等）、瘢痕子宫、胎膜已破、产程活跃期、前置胎盘及前壁附着胎盘以及羊水过少或过多等。施术必须在有条件行紧急剖宫产术的条件下进行。行外转胎位术前半小时口服利托君 10 mg，施术时最好在超声及胎心电子监测下进行。孕妇平卧，露出腹壁，查清胎位，听胎心率，操作步骤包括松动胎先露部和转胎两步骤。

（二）分娩期

临产初期应根据产妇年龄、胎产次、骨盆类型、胎儿大小、胎儿是否存活及发育是否正常、臀先露类型以及有无并发症等，对分娩方式作出正确判断与选择。

1. 剖宫产

狭窄骨盆、软产道异常、预测胎儿体重>3500 g 或胎头双顶径>9.5 cm、胎头仰伸位、足先露、高龄初产、既往有难产史及新生儿产伤史、胎膜早破、胎儿窘迫等，均应行剖宫产。

2. 经阴道分娩

应当注意骨盆正常，孕龄≥36 周，单臀先露，胎儿体重<3500 g，无胎头仰伸，一旦决定经阴道分娩者应做如下处理。

（1）第一产程：防止胎膜过早破裂，产妇取侧卧位，禁止灌肠、少做肛门检查及阴道检查，不用缩宫素引产。一旦破膜，立即听胎心，检查有无脐带脱垂。如发现有脐带脱垂，宫口未开全，胎心好，应立即行剖宫产术；如无脐带脱垂，严密观察胎心及产程进展。当宫缩时在阴道外口见胎足，此时宫颈口往往仅扩张 4~5 cm。为使宫颈扩张充分，应消毒外阴后用无菌巾以手掌在宫缩时堵住阴道口；使胎儿屈膝屈髋促其臀部下降，起到充分扩张宫颈和阴道的作用，有利于胎儿娩出。在"堵"的过程中，应每隔 10~15 分钟听胎心一次，并注意宫颈口是否开全，做好接产准备。

（2）第二产程：接产前应导尿，初产妇应行会阴后－侧切开术。有 3 种分娩方式。①自然分娩。胎儿不牵拉自然娩出，极少见，仅见于经产妇、胎儿小、宫缩强、骨产道宽大者。②臀助产术。胎臀自然娩出至脐部后，由接产者协助胎肩及胎头娩出，即术者右手握持上提胎儿双足，使胎体向上侧屈，后肩显露于会阴前缘，术者左手示指、中指伸入阴道，顺胎儿后肩及上臂滑行屈其肘关节，使上举胎手按洗脸样动作顺胸前滑出阴道。同时后肩娩出，再向下侧伸胎体使前肩自然由耻骨弓下娩出，此为滑脱法助娩胎肩。也可用双手握持胎臀，逆时针方向旋转胎体同时稍向下牵拉，先将前肩娩出于耻骨弓下，再顺时针方向旋转娩出后肩，此为旋转胎体法助娩胎肩。胎肩及上肢全部娩出后，将胎背转向前方，胎体骑跨在术者左前臂上，同时术者左手中指伸入胎儿口中，示指及无名指扶于两侧上颌骨，术者右手中指压低胎头枕骨助其俯屈，示指和无名指置于胎儿两侧锁骨上（避开锁骨上窝），先向下方牵拉至胎儿枕骨结节抵于耻骨弓下时，再将胎体上举，以枕部为支点，使胎儿下颏、口、鼻、眼及额相继娩出。上述方式助娩胎头困难时，可用后出胎头产钳术助产分娩。产钳助娩可避免用手强力牵拉所致的胎儿颈椎脱臼、锁骨骨折及胸锁乳突肌血肿等损伤，但需将产钳头弯扣在枕额径上，并使胎头充分俯屈后娩出。③臀牵引术：胎儿全部由接产者牵拉娩出，一般情况下因胎儿损伤大应禁用。

臀位分娩时应注意：脐部娩出后一般应于 8 分钟内结束分娩，以免因脐带受压而致死产；胎头娩出时不应猛力牵拉，以防胎儿颈部过度牵拉造成臂丛神经麻痹及颅骨剧烈变形引起大脑镰及小脑幕等硬脑膜撕裂而致颅内出血。

（3）第三产程：应积极抢救新生儿窒息及预防产后出血。行手术操作及有软产道损伤时，应及时检查并缝合，给予抗生素预防感染。

七、肩先露

胎先露部为肩，称为肩先露。此时胎体纵轴与母体纵轴相垂直，胎体横卧于骨盆入口之上。占妊娠足月分娩总数的 0.25%。以肩胛骨为指示点，有肩左前、肩左后、肩右前、肩右后 4 种胎方位。

【原因】

与臀先露相类似，但不完全相同。主要见于：①多产妇腹壁过度松弛，如悬垂腹时子宫前倾使胎体纵轴偏离骨产道，斜向一侧或呈横产式；②未足月胎儿，尚未转至头先露时；③胎盘前置，阻碍胎体纵轴衔接；④子宫畸形或肿瘤，阻碍胎头衔接；⑤羊水过多；⑥骨盆狭窄。

【诊断】

（一）腹部检查

子宫呈横椭圆形，子宫底高度低于妊娠周数，宫底部触不到胎头或胎臀，耻骨联合上方空虚；宫体横径增宽，一侧触到胎头，另侧触到胎臀。肩前位时，胎背朝向母体腹壁，触之平坦；肩后位时，胎儿肢体朝向母体腹壁，触及不规则的小肢体。在脐周两侧胎心听诊最清晰。

（二）阴道（肛门）检查

宫口扩张、胎膜已破的情况下行阴道检查方能确诊。阴道检查可触及胎儿肩胛骨、肋骨及腋窝等，腋窝尖端指向胎儿头端，据此可决定胎头在母体左或右侧。肩胛骨朝向后方为肩后位，朝向前方为肩前位。若胎手已脱出于阴道口外，可用握手法鉴别是胎儿左手或右手，并帮助判断胎方位。可运用前反后同原则：如肩左前位时脱出的是右手，只能与检查者的右手相握；肩左后位时脱出的是左手，检查者只能用左手与之相握；肩右前位、肩右后位类推。

（三）超声检查

通过胎头、脊柱、胎心等检测，能准确诊断肩先露，并能确定具体胎方位。

【对产程及母儿的影响】

（一）对产程影响

肩先露时胎体嵌顿于骨盆上方，使宫颈不能开全，产程常停滞于活跃期早期。若双胎妊娠第一儿娩出后，第二儿发生肩先露时（如未及时处理），可致第二产程延长及胎先露部下降停滞。

（二）对母体影响

肩先露很难有效扩张子宫下段及宫颈内口，易致宫缩乏力；对前羊膜囊压力不均又易导致胎膜早破，破膜后宫腔容积缩小，胎体易被宫壁包裹、折叠；随着产程进展胎肩被挤入骨盆入口，胎儿颈部进一步侧屈使胎头折向胎体腹侧，嵌顿在一侧髂窝，胎臀则嵌顿在对侧髂窝或折叠在宫腔上部，胎肩先露侧上肢脱垂入阴道，形成嵌顿性（忽略性）肩先露，直接阻碍产程进展，导致产程停滞。此时若宫缩过强，可形成病理缩复环，有子宫破裂的危险。嵌顿性肩先露时，妊娠足月无论活胎或死胎均无法经阴道自然娩出，产妇手术产及术中术后出血、感染等机会增加。

（三）对胎儿影响

胎先露部不能有效衔接，若胎膜早破可致脐带及上肢脱垂，直接增加胎儿窘迫甚至死产机会。妊娠足月活胎均需手术助产，若处理不及时，形成嵌顿性肩先露时，增加手术助产难度，使分娩损伤机会增加。肩先露也是对胎儿最不利的胎位。

【处理】

（一）妊娠期

定期产前检查，发现肩先露应纠正，纠正方法同臀先露。若纠正未遂，应提前住院待产。

（二）分娩期

应根据胎产次、胎儿大小、胎儿是否存活、宫颈扩张程度、胎膜是否破裂以及有无并发症等，综合判断决定分娩方式。

1. 初产妇足月活胎

临产时应行剖宫产术，有产科指征者，应行择期剖宫产术。

2. 经产妇足月活胎

一般情况下首选剖宫产分娩；若胎膜已破，羊水未流尽，宫口开大 5 cm 以上，胎儿不大，亦可在全身麻醉下行内转胎位术，以臀先露分娩。

3. 双胎妊娠足月活胎

阴道分娩时，第一胎儿娩出后未及时固定第二胎儿胎位，由于宫腔容积骤减使第二胎儿变成肩先露时，应立即行内转胎位术，使第二胎儿转成臀先露娩出。

4. 出现先兆子宫破裂或子宫破裂征象

不论胎儿死活，为抢救产妇生命，均应行剖宫产术；子宫已破裂的，若破口小、无感染者可保留子宫行破口修补术，否则应切除子宫。

5. 胎儿已死、无先兆子宫破裂

可在全麻下行断头术或除脏术。术后常规检查宫颈等软产道有无裂伤，损伤应及时给予修补，并预防产后出血及产褥感染。

八、复合先露

胎头或胎臀伴有上肢或下肢作为先露部同时进入骨盆入口，称为复合先露。以胎头与一手或一前臂的复合先露多见，常发生于早产者。发生率为 0.08%~0.1%。

【原因】

胎先露部与骨盆入口未能完全嵌合留有空间时，均可使小肢体滑入骨盆而形成复合先露。常见原因有胎头高浮、骨盆狭窄、胎位异常、早产、羊水过多及双胎妊娠等。

【诊断】

常因产程进展缓慢行阴道检查时发现。以头手复合先露最常见，应注意与臀先露及肩先露相鉴别。

【处理】

发现复合先露时，首先应排除头盆不称。确认无头盆不称，让产妇向脱出肢体的对侧侧卧，肢体常可自然回缩。若复合先露均已入盆，也可待宫口近开全或开全后，上推还纳脱出肢体，然后经腹部加压宫底助胎头下降经阴道分娩；若还纳失败，阻碍胎头下降时，宜行剖宫产分娩。若胎臀并手复合先露，一般不影响分娩，无需特殊处理。若头盆不称或伴有胎儿窘迫征象，应尽早行剖宫产。

第五章　分娩期并发症

在分娩过程中可出现一些严重威胁母婴生命安全的并发症，如子宫破裂、羊水栓塞、产后出血等，是导致孕产妇死亡的主要原因。

第一节　子宫破裂

子宫破裂是指在妊娠晚期或分娩过程中子宫体部或子宫下段发生的破裂，是直接威胁产妇及胎儿生命的产科严重并发症。

【病因】

（一）子宫手术史（瘢痕子宫）

较常见的原因。如剖宫产史、穿过或达到子宫内膜的肌瘤挖出术、输卵管间质部及宫角切除术、子宫成形术。妊娠晚期或者临产后，由于子宫腔内压力增大，可使肌纤维拉长，发生断裂，造成子宫破裂。尤其术后瘢痕愈合不良者，更易发生。

（二）胎先露下降受阻

骨盆狭窄，头盆不称，软产道阻塞（如阴道横隔、宫颈瘢痕等），胎位异常，胎儿异常（如脑积水、连体儿），均可发生胎先露部下降受阻，为克服阻力引起强烈宫缩，可导致子宫破裂。

（三）缩宫素使用不当

缩宫素使用指征及剂量掌握不当，或者子宫对缩宫素过于敏感，均可造成子宫收缩过强，加之子宫瘢痕或者胎先露部下降受阻，可发生子宫破裂。

（四）产科手术损伤

若宫口未开全行产钳术、胎头吸引术、臀牵引术或臀助产术，极可能造成宫颈撕裂，严重时甚至发生子宫下段破裂。内转胎位术操作不慎或植入胎盘强行剥离也可造成子宫破裂。有时行毁胎术或者穿颅术，器械损伤子宫也可造成子宫破裂。

【分类】

根据发生原因分为自发性破裂和损伤性破裂；根据发生部位分为子宫体部破裂和子宫下段破裂；根据破裂程度分为完全性破裂和不完全性破裂。

【临床表现】

子宫破裂多发生在分娩期，也可发生在妊娠中晚期。通常子宫破裂是一个渐进的过程，多数可分为先兆子宫破裂和子宫破裂两个阶段。典型的临床表现为病理性缩复环、子宫压痛及血尿，腹腔游离液体。

（一）先兆子宫破裂

临产后，当胎先露部下降受阻时，强有力的子宫收缩使子宫下段逐渐变薄，而子宫上段更加增厚变短，在子宫体部和子宫下段之间形成明显的环状凹陷，称为病理缩复环。随着产程进展，此凹陷可逐渐上升达脐平甚或脐上。这一特点，有别于子宫痉挛性狭窄环。先兆子宫破裂时子宫下段膨隆、压痛明显，可见病理缩复环。产妇表现为烦躁不安，呼吸、心率加快，下腹剧痛难忍；膀胱受压充血，出现排尿困难、血尿。若不尽快处理，子宫将在病理缩复环处或其下方发生破裂。由于宫缩过频、过强，胎儿供血受阻，胎心率改变或听不清。

（二）子宫破裂

1. 完全性子宫破裂

子宫肌壁全层破裂，宫腔与腹腔相通称完全性子宫破裂。子宫破裂常发生于瞬间，产妇突感腹部撕裂样剧烈疼痛，子宫收缩骤然停止，腹痛可暂时缓解。随着血液、羊水进入腹腔，腹痛又呈持续性加重。同时产妇可出现呼吸急迫、面色苍白、脉搏细数、血压下降等休克征象。体检：全腹有压痛和反跳痛，可在腹壁下清楚地扪及胎体，在胎儿侧方可扪及缩小的宫体，胎动和胎心消失。阴道检查：可能有鲜血流出，原来扩张的宫口较前缩小，胎先露部较前有所上升。若破口位置较低，可自阴道扪及子宫前壁裂口。子宫体部瘢痕破裂，多为完全破裂，其先兆子宫破裂征象不明显。由于瘢痕裂口逐渐扩大，疼痛等症状逐渐加重，但产妇不一定出现典型的撕裂样剧痛。

2. 不完全性子宫破裂

子宫肌层部分或全部断裂，浆膜层尚未穿破，宫腔与腹腔未相通，胎儿及其附属物仍在宫腔内，称为不完全性子宫破裂。多见于子宫下段剖宫产切口瘢痕裂开，这种瘢痕裂开多为不完全性。不完全破裂时腹痛等症状和体征不明显，仅在不全破裂处有明显压痛。不完全破裂累及子宫动脉，可导致急性大出血。破裂发生在子宫侧壁阔韧带两叶间，可形成阔韧带内血肿，此时在宫体一侧扪及逐渐增大且有压痛的肿块，胎心率多不规则。

【诊断和鉴别诊断】

（一）诊断

典型的子宫破裂根据病史，伴有下腹疼痛和压痛，胎儿窘迫，母体低血容量较易诊断。子宫不完全破裂，由于症状、体征不明显，诊断有一定困难。此时行阴道检查发现宫口可较前缩小，已下降的胎先露部又上升，有时甚至可触及子宫下段的破裂口。超声检查可显示胎儿与子宫的关系，确定子宫破裂的部位。

（二）鉴别诊断

1. 重型胎盘早剥

多伴有妊娠期高血压疾病或外伤史，剧烈腹痛，阴道流血量与贫血程度不成正比，子宫有压痛，超声检查可见胎盘后血肿，胎儿在宫腔内。

2. 宫腔内感染

多见于胎膜早破、产程长、多次阴道检查，可出现腹痛和子宫压痛等症状及体征，易与子宫破裂相混淆。腹部检查：胎儿在宫腔内。宫腔内感染多出现体温升高、血液检查、白细胞及中性粒细胞数、C反应蛋白升高等。

【预后】

随着子宫破裂，胎儿排出至宫腔外，存活率很小，据报道病死率为50%~70%。如果胎儿在破裂时仍存活，即刻行开腹手术。孕妇易出现低血容量性休克，如未及时治疗，大多数死于出血和继发感染。随着医疗水平的提高，子宫破裂的预后已明显改善。

【处理】

（一）先兆子宫破裂

立即采取措施抑制子宫收缩：可给予吸入或静脉全身麻醉，肌内注射哌替啶 100 mg 等缓解宫缩。并给产妇吸氧，立即备血的同时，尽快行剖宫产术，防止子宫破裂。

（二）子宫破裂

一旦确诊，无论胎儿是否存活，均应在积极抢救休克的同时，尽快手术治疗。根据产妇状态、子宫破裂的程度、破裂时间及感染的程度决定手术方式。若破裂边缘整齐，无明显感染征象，可作破裂口修补术。若破裂口大且边缘不整齐或感染明显者，多行子宫次全切除术。若破裂口累及宫颈，应作子宫全切除术。术中应仔细检查宫颈、阴道，在直视下钳夹出血的血管，避免盲目钳夹而损伤邻近的脏器（如输尿管、膀胱），若有损伤应作相应修补手术。也可行双侧髂内动脉结扎法或动脉造影栓塞法来控制出血。手术前后应给予大量广谱抗生素预防感染。

尽可能就地抢救子宫破裂伴休克。若需转院时，应在大量输血、输液、抗休克条件下及腹部包扎后再行转运。

【预防】

子宫破裂是极严重的分娩期并发症。随着孕产期系统保健的三级管理体系的完善，围生期保健预防工作的深入，子宫破裂的发病率已明显降低，表明子宫破裂是可避免和预防的。①建立完善的孕产妇系统保健手册，加强围生期保健。②有子宫破裂高危因素者，应在预产期前 1~2 周入院待产。③提高产科医师及助产士观察产程的能力，及时发现产程异常，尤其出现病理缩复环及血尿等先兆子宫破裂征象时，应及时行剖宫产术。④严格掌握剖宫产及各种阴道手术指征及严格按操作常规进行手术。阴道手术后必须仔细探查宫颈和宫腔，及时发现手术损伤。⑤严格掌握缩宫剂的应用指征，对于有剖宫产史和多产史的妇女，不用缩宫素引产和加速产程，不用前列腺素制剂引产。应用缩宫素引产，需将缩宫素稀释后小剂量静脉缓慢滴注，根据宫缩、产程进展和胎儿情况逐步调整滴速，以免子宫收缩过强，导致子宫破裂。

第二节　羊水栓塞

羊水栓塞是指在分娩过程中羊水及其内容物进入母体血液循环后引起的过敏样综合征、肺动脉高压、弥散性血管内凝血（DIC）、炎症损伤、休克和肾衰竭等一系列病理生理变化过程。以起病急骤、病情凶险、难以预料、病死率高为临床特点，是极其严重的分娩期并发症。发病率为 1.9/10 万～7.7/10 万，死亡率高达 60%～80%。

【病因】

病因不明，可能与下列因素有关。

（一）羊膜腔内压力过高

临产后，特别是第二产程子宫收缩时羊膜腔内压力升高可达 100～175 mmHg，或者羊膜腔内压力明显超过静脉压，羊水有可能被挤入破损的微血管而进入母体血液循环。

（二）血窦开放

分娩过程中各种原因引起的宫颈或宫体损伤均可使羊水通过损伤的血管进入母体血液循环。前置胎盘、胎盘早剥、胎盘边缘血窦破裂时羊水也可通过破损血管或胎盘后血窦进入母体血液循环。剖宫产或钳刮术时，羊水也可从胎盘附着处血窦进入母体血液循环，发生羊水栓塞。

（三）胎膜破裂

大部分羊水栓塞发生在胎膜破裂以后，羊水可从子宫蜕膜或宫颈管破损的小血管进入母体血液循环中。剖宫产或羊膜腔穿刺时，羊水可从手术切口或穿刺处进入母体血液循环。

综上所述，高龄初产、经产妇、子宫收缩过强、急产、胎膜早破、前置胎盘、子宫破裂、剖宫产和钳刮术等均是羊水栓塞的诱发因素。

【病理生理】

（一）过敏样综合征

羊水中的抗原成分可引起Ⅰ型变态反应。在此反应中肥大细胞脱颗粒、异常的花生四烯酸代谢产物产生，包括白三烯、前列腺素、血栓素等进入母体血液循环，出现过敏样反应，同时使支气管黏膜分泌亢进，导致肺的交换功能降低，反射性地引起肺血管痉挛。

（二）肺动脉高压

羊水中的有形物质形成小栓子，经母体肺动脉进入肺循环，直接造成肺小血管机械性阻塞，引起肺动脉高压。这些有形物质又刺激肺组织产生和释放

PGF2α、5-羟色胺、白三烯等血管活性物质，使肺血管反射性痉挛，加重肺动脉高压。同时血小板凝集、破坏后游离血清素被释放，又可引起肺动脉痉挛。肺动脉高压直接使右心负荷加重，导致急性右心扩张，并出现充血性右心衰竭。肺动脉高压又使左心房回心血量减少，则左心排出量明显减少，引起周围血液循环衰竭，使血压下降产生一系列休克症状，产妇可因重要脏器缺血而突然死亡。

（三）弥散性血管内凝血

羊水栓塞另外一个显著的临床特点是凝血功能障碍，甚至有些病人没有心肺等其他系统的症状，唯一表现就是凝血功能障碍，也常常是羊水栓塞最终死亡的主要原因。羊水中含多量促凝物质，类似于组织凝血活酶，进入母血后易在血管内产生大量的微血栓，消耗大量凝血因子及纤维蛋白原而发生 DIC。DIC 时，由于大量凝血物质消耗和纤溶系统激活，产妇血液系统由高凝状态迅速转为纤溶亢进，血液不凝，极易发生严重产后出血及失血性休克。

（四）炎症损伤

羊水栓塞和肺动脉阻塞的血流动力学改变明显不同，并且更加复杂。可能涉及炎性介质系统的突然激活，引起类似于系统炎症反应综合征，从而导致多器官损伤。

【临床表现】

羊水栓塞发病特点是起病急骤、来势凶险，多发生在分娩过程中，尤其是胎儿娩出前后的短时间内，但也有极少数病例发生于羊膜腔穿刺术中、外伤时或羊膜腔灌注等情况下。在极短时间内病人可因心肺功能衰竭、休克而死亡。

（一）典型羊水栓塞的临床表现

骤然的低氧血症、低血压（血压与失血量不符合）和凝血功能障碍（也称羊水栓塞三联症）为特征的急性综合征。一般经过三个阶段：

1. 心肺功能衰竭和休克

在分娩过程中，尤其是刚破膜不久，产妇突感寒战，出现呛咳、气急、烦躁不安、恶心、呕吐等前驱症状，继而出现呼吸困难、发绀、抽搐、昏迷；脉搏细数、血压急剧下降；心率加快、肺底部湿啰音。病情严重者，产妇仅惊叫一声或打一个哈欠或抽搐一下后呼吸心脏停搏，于数分钟内死亡。

2. 出血

病人度过心肺功能衰竭和休克后，进入凝血功能障碍阶段，表现以子宫出血为主的全身出血倾向，如切口渗血、全身皮肤黏膜出血、针眼渗血、血尿、消化道大出血等。

3. 急性肾衰竭

本病全身脏器均受损害，除心脏外，肾脏是最常受损器官。因全身循环衰竭，肾脏血流量减少，出现肾脏微血管栓塞、肾脏缺血缺氧导致肾脏器质性损害，表现为少尿（或无尿）和尿毒症表现。

羊水栓塞临床表现的三阶段通常按顺序出现，有时也可不完全出现。各症状发生率分别为：低血压（60%）；肺水肿（45%）；心肺衰竭（65%）；发绀（90%）；凝血功能障碍（50%）；呼吸困难（75%）；胎儿窘迫（90%）。

（二）不典型羊水栓塞

有些病情发展缓慢，症状隐匿。缺乏急性呼吸循环系统症状或症状较轻；有些病人羊水破裂时突然一阵呛咳，之后缓解，未在意；也有些仅表现为分娩或剖宫产时的一次寒战，几小时后才出现大量阴道出血，无血凝块，伤口渗血、酱油色血尿等，并出现休克症状。

【诊断】

（一）临床表现及病史

在诱发子宫收缩、子宫颈扩张或分娩、剖宫产过程中或产后短时间内，出现下列不能用其他原因解释的情况：①血压骤降或心脏骤停；②急性缺氧如呼吸困难、发绀或呼吸停止；③凝血机制障碍，或无法解释的严重出血。若有这些情况应首先诊断为羊水栓塞，并立即按羊水栓塞抢救。

（二）辅助检查

（1）血涂片查找羊水有形物质：采集下腔静脉血，镜检见到羊水有形成分支持诊断。

（2）床旁胸部 X 线平片：双肺弥散性点片状浸润影，沿肺门周围分布，伴右心扩大。

（3）床旁心电图或心脏彩色多普勒超声检查：提示右心房、右心室扩大，而左心室缩小，ST 段下降。

（4）与 DIC 有关的实验室检查显示凝血功能障碍。

（5）若尸检，可见肺水肿、肺泡出血，主要脏器如肺、胃、心、脑等血管及组织中或心内血液离心后镜检找到羊水有形物质。

羊水栓塞的诊断需要注意以下三点：①羊水栓塞是临床诊断，应基于诱发因素、临床症状和体征来诊断羊水栓塞；②尽管血涂片或器官找到羊水有形物质曾被作为羊水栓塞的诊断标准，但是由于缺乏特异性，即使血液或器官组织找到羊水有形物质，如果临床表现不支持，也不能诊断羊水栓塞；③血液或器官组织没有找到羊水有形物质，但是临床表现支持，也应诊断羊水栓塞。

【处理】

一旦怀疑羊水栓塞，立刻抢救。主要原则为：抗过敏、纠正呼吸循环功能衰竭和改善低氧血症、抗休克、防止 DIC 和肾衰竭发生。

（一）抗过敏，解除肺动脉高压，改善低氧血症

1. 供氧

保持呼吸道通畅，面罩给氧或气管插管正压给氧，必要时气管切开；保证供氧以改善肺泡毛细血管缺氧状况，预防及减轻肺水肿；缓解心、脑、肾等重要脏器的缺氧状况。

2. 抗过敏

分娩前后突然出现羊水栓塞的前驱症状，在改善缺氧同时，应立即给予大剂量肾上腺糖皮质激素抗过敏、解痉，稳定溶酶体，保护细胞。氢化可的松 100~200 mg 加于 5%～10% 葡萄糖液 50～100 mL 快速静脉滴注，再用 300~800 mg 加于 5% 葡萄糖液 250~500 mL 静脉滴注，日量可达 500~1000 mg。

3. 解除肺动脉高压

①前列地尔（1 μg/ mL）静脉泵入，10 mL/小时。②盐酸罂粟碱 30~90 mg 加于 10%~25% 葡萄糖液 20 mL 缓慢静脉推注，日量不超过 300 mg。③阿托品 1 mg 加于 10%~25% 葡萄糖液 10 mL，每 15~30 分钟静脉推注 1 次，直至面色潮红、症状缓解为止。阿托品能阻断迷走神经反射所致的肺血管和支气管痉挛。④氨茶碱 250 mg 加于 25% 葡萄糖液 20 mL 缓慢推注。可松弛支气管平滑肌，解除肺血管痉挛。

（二）抗休克

羊水栓塞引起的休克比较复杂，与过敏、肺源性、心源性及 DIC 等多种因素有关，应综合考虑。

1. 补充血容量

不管任何原因引起的休克都存在有效血容量不足问题，尽快补充新鲜血和血浆。抢救过程中应测定中心静脉压（CVP），了解心脏负荷状况、指导输液量及速度，并可抽取血液检查羊水有形成分。

2. 升压药物

休克症状急剧而严重，或血容量已补足而血压仍不稳定者。多巴胺 20~40 mg 加于 10% 葡萄糖液 250 mL 静脉滴注；间羟胺 20~80 mg 加于 5% 葡萄糖液静脉滴注，根据血压调整速度。

3. 纠正酸中毒

应及时行动脉血气分析血清电解质测定。如有酸中毒时，用 5% 碳酸氢钠液 250 mL 静脉滴注，并及时纠正电解质紊乱。

4. 纠正心衰

常用毛花苷丙 0.2~0.4 mg 加于 10% 葡萄糖液 20 mL 静脉缓注；或毒毛花苷 K 0.125~0.25 mg 同法静脉缓注，必要时 4~6 小时重复用药。

（三）防治 DIC

1. 肝素钠

用于治疗羊水栓塞早期的高凝状态，尤其在发病后 10 分钟内使用效果更佳。在应用肝素时以试管法测定凝血时间控制在 15 分钟左右。肝素过量有出血倾向时，可用鱼精蛋白对抗，1 mg 鱼精蛋白对抗肝素 100 U。

2. 补充凝血因子

应及时输新鲜血、血浆、冷沉淀、纤维蛋白原等。

3. 抗纤溶药物

纤溶亢进时，用氨甲环酸（0.5～1.0 g）或氨甲苯酸（0.1～0.3 g）加于0.9%氯化钠注射液或5%葡萄糖液100 mL静脉滴注，抑制纤溶激活酶，使纤溶酶原不被激活，从而抑制纤维蛋白的溶解，补充纤维蛋白原2～4 g/次，使血纤维蛋白原浓度达1.5 g/L。

（四）预防肾衰竭

羊水栓塞发生的第三阶段为肾衰竭阶段，注意尿量。当血容量补足后，若仍少尿，应选用呋塞米20～40 mg静脉注射，或20%甘露醇250 mL快速静脉滴注（10 mL/min），扩张肾小球动脉（有心衰时慎用）预防肾衰，无效者提示急性肾衰竭，应尽早采取血液透析等急救处理。

（五）预防感染

应选用肾毒性小的广谱抗生素预防感染。

（六）产科处理

若发生于胎儿娩出前，应积极改善呼吸循环功能，防止DIC，抢救休克，病情稳定后迅速结束分娩。在第一产程发病者剖宫产终止妊娠；第二产程发病者可考虑阴道助产，并密切观察子宫出血情况。若发生产后出血，应及时行子宫切除术，以去除病因并减少胎盘剥离面开放的血窦出血，赢得抢救时机。

【预防】

人工破膜时不兼行剥膜，以减少子宫颈管的小血管破损；不在宫缩时行人工破膜；掌握剖宫产指征，术中刺破羊膜前保护好子宫切口上的开放性血管；掌握缩宫素应用指征；对死胎、胎盘早期剥离等情况，严密观察出凝血等情况；避免产伤、子宫破裂、子宫颈裂伤等。

第三节　产后出血

产后出血指阴道分娩胎儿娩出后 24 小时内失血量超过 500 mL，剖宫产时超过 1000 mL，是分娩期严重并发症，居我国产妇死亡原因首位。国内外文献报道发病率为 5%～10%，由于临床上估计的产后出血量比实际出血量低 30%～50%，因此产后出血的实际发病率更高。

【病因】

产后出血的原因依次为子宫收缩乏力、胎盘因素、软产道裂伤及凝血功能障碍。

（一）子宫收缩乏力

子宫收缩乏力是引起产后出血最常见的原因，常见因素有：

1. 全身因素

产妇精神过度紧张、恐惧分娩、过度疲劳、体质虚弱、合并急慢性疾病史、高龄产妇、肥胖及尿潴留等。

2. 子宫因素

子宫肌纤维过度伸展（羊水过多、巨大胎儿及多胎妊娠等）、子宫壁损伤（子宫瘢痕、多次妊娠分娩或流产等）、子宫发育不良、子宫畸形、子宫肌瘤等。

3. 产科因素

产程延长、产妇体力消耗过多或产程过快，可引起子宫收缩乏力。前置胎盘附着在子宫下段，子宫下段收缩力较弱，血窦不易关闭。胎盘早剥、妊娠期高血压疾病、严重贫血、宫腔感染等产科并发症及合并症可使子宫肌层水肿或渗血引起子宫收缩乏力。

4. 药物因素

临产后过度应用麻醉剂、镇静剂、子宫收缩抑制剂（如硫酸镁、沙丁胺醇）以及缩宫素使用不当等，均可造成产后子宫收缩乏力。

（二）胎盘因素

1. 胎盘滞留

胎盘多在胎儿娩出后 15 分钟内娩出，若 30 分钟后胎盘仍不排出，将导致出血。常见原因有：①膀胱充盈。使已剥离胎盘滞留宫腔；②胎盘嵌顿。子宫收缩药物应用不当，宫颈内口附近子宫肌出现环形收缩，使已剥离的胎盘嵌顿于宫腔；③胎盘剥离不全。第三产程过早牵拉脐带或按压子宫，影响胎盘正常剥离，胎盘已剥离部位血窦开放而出血。

2. 胎盘植入

胎盘植入是指胎盘绒毛在其附着部位与子宫肌层紧密连接。胎盘植入主要引起产时出血、产后出血、子宫破裂和感染等并发症，穿透性胎盘植入也可导致膀胱或直肠损伤。

3. 胎盘部分残留

指部分胎盘小叶、副胎盘或部分胎膜残留于宫腔，影响子宫收缩而出血。

（三）软产道裂伤

分娩过程中可能出现软产道裂伤，包括会阴、阴道和宫颈，严重者裂伤可达阴道穹隆、子宫下段，甚至盆壁，导致腹膜后血肿或阔韧带内血肿、子宫破裂。

软产道裂伤常见原因有：①巨大儿、胎先露异常、头盆不称、急产、宫缩过强；②接生时未保护好会阴或阴道助产术操作不规范；③会阴及阴道因水肿、炎症、静脉曲张等致弹性降低；④会阴切开缝合时，止血不彻底，宫颈或阴道穹隆的裂伤未能及时发现并修补。

（四）凝血功能障碍

任何原发或继发的凝血功能异常，均能发生产后出血。见于：①妊娠期或分娩期并发症，如羊水栓塞、妊娠急性脂肪肝、重度子痫前期、子痫、胎盘早剥、死胎、严重感染以及不恰当的抗凝治疗等均可并发 DIC；②产妇合并凝血功能障碍性疾病，如原发性血小板减少、再生障碍性贫血、血友病、重症肝炎等。

【临床表现】

胎儿娩出后阴道流血及出现失血性休克、严重贫血等相应症状，是产后出血的主要临床表现。

（一）阴道流血

胎儿娩出后立即发生阴道流血，色鲜红，应考虑软产道裂伤；胎儿娩出后数分钟出现阴道流血，色暗红，应考虑胎盘因素；胎盘娩出后阴道流血较多，应考虑子宫收缩乏力或胎盘、胎膜残留；胎儿娩出后阴道持续流血，且血液不凝，应考虑凝血功能障碍；失血表现明显，伴阴道疼痛而阴道流血不多，应考虑隐匿性软产道损伤，如阴道血肿。

剖宫产时主要表现为胎儿胎盘娩出后胎盘剥离面的广泛出血，宫腔不断被血充满或切口裂伤处持续出血。

（二）低血压症状

当出现头晕、面色苍白，出现烦躁、皮肤湿冷、脉搏细数、脉压缩小时，产妇已处于休克早期。

【诊断】

诊断产后出血的关键在于对出血量有正确的测量和估计，错误低估将会丧失抢救时机。突发大量的产后出血易得到重视和早期诊断，而缓慢、持续的少量出血和血肿容易被忽视。同时，需要注意的是估测的出血量往往低于实际失血量。

（一）估测出血量有以下几种方法

1. 称重法

$$失血量（mL）= \frac{胎儿娩出后接血敷料湿重（g）－接血前敷料干重（g）}{1.05（血液比重 g/ mL）}$$

2. 容积法

用产后接血容器收集血液后，放入量杯测量失血量。

3. 面积法

可按接血纱布血湿面积粗略估计失血量。

4. 休克指数（shockindex，SI）

用于未作失血量收集或外院转诊产妇的失血量估计，为粗略计算。休克指数（SI）＝脉率/收缩压。当 SI＝0.5，血容量正常；SI＝1.0，失血量为 10%～30%（500～1500 mL）；SI＝1.5，失血量为 30%～50%（1500～2500 mL）；SI＝2.0，失血量为 50%～70%（2500～3500 mL）。

5. 血红蛋白测定

血红蛋白每下降 10g/L，失血 400～500 mL。但是在产后出血早期，由于血液浓缩，血红蛋白值常不能准确反映实际出血量。

（二）出血原因的诊断

根据阴道流血发生时间、出血量与胎儿、胎盘娩出之间的关系，能初步判断引起产后出血的原因。有时产后出血原因互为因果。

1. 子宫收缩乏力

正常情况下胎盘娩出后，宫底平脐或脐下一横指，子宫收缩呈球状、质硬。子宫收缩乏力时，宫底升高，子宫质软、轮廓不清，阴道流血多。按摩子宫及应用缩宫剂后，子宫变硬，阴道流血减少或停止，可确诊为子宫收缩乏力。

2. 胎盘因素

胎儿娩出后 10 分钟内胎盘未娩出，阴道大量流血，应考虑胎盘因素，如胎盘部分剥离、嵌顿、胎盘部分粘连或植入、胎盘残留等是引起产后出血的常见原因。胎盘娩出后应常规检查胎盘及胎膜是否完整，确定有无残留。胎盘胎儿面如有断裂血管，应想到副胎盘残留的可能。徒手剥离胎盘时如发现胎盘与宫壁关系紧密，难以剥离，牵拉脐带时子宫壁与胎盘一起内陷，可能为胎盘植入，应立即停止剥离。

3. 软产道裂伤

疑有软产道裂伤时，应立即仔细检查宫颈、阴道及会阴处是否有裂伤。①宫颈裂伤：巨大儿、手术助产、臀牵引等分娩后，常规检查宫颈。裂伤常发生在宫颈 3 点与 9 点处，有时可上延至子宫下段、阴道穹隆。如宫颈裂口不超过 1 cm，通常无活动性出血。②阴道裂伤：检查者用中指、示指压迫会阴切口两侧，仔细查看会阴切口顶端及两侧有无损伤及损伤程度，有无活动性出血。如有严重的会阴疼痛及突然出现张力大、有波动感、可触及不同大小的肿物、表面皮肤颜色有改变为阴道壁血肿。③会阴裂伤：按损伤程度分为 4 度，Ⅰ度裂伤指会阴部皮肤及阴道入口黏膜撕裂，出血不多；Ⅱ度裂伤指裂伤已达会阴体筋膜及肌层，累及阴道后壁黏膜，向阴道后壁两侧沟延伸并向上撕裂，解剖结构不易辨认，出血较多；Ⅲ度裂伤指裂伤向会阴深部扩展，肛门外括约肌已断裂，直肠黏膜尚完整；Ⅳ度裂伤指肛门、直肠和阴道完全贯通，直肠肠腔外露，组织损伤严重，出血量可不多。

4. 凝血功能障碍

主要因为失血过多引起继发性凝血功能障碍，表现为持续阴道流血，血液不凝；全身多部位出血、身体瘀斑。根据临床表现及血小板计数、纤维蛋白原、凝血酶原时间等凝血功能检测可作出诊断。

【处理】

处理原则：针对出血原因，迅速止血；补充血容量，纠正失血性休克；防止感染。

（一）一般处理

求助有经验的助产士、上级产科医师、重症医学科医师、麻醉医师等，通知血库和检验科做好准备；建立双静脉通道，积极补充血容量；进行呼吸管理，保持气道通畅，必要时给氧；监测出血量和生命体征，留置尿管，记录尿量；交叉配血；进行基础的实验室检查（血常规、凝血功能、肝肾功能等）并行动态监测。

（二）针对产后出血原因的处理

1. 子宫收缩乏力

加强宫缩能迅速止血。导尿排空膀胱后可采用以下方法：

（1）按压子宫：简单有效。①腹部子宫按压：可一手置于宫底部，拇指在前壁，其余 4 指在后壁，均匀有节律地按摩宫底。②腹部-阴道子宫按压：可采用双合诊按压子宫，一手于阴道前穹隆，顶住子宫前壁，另有一手在腹部按压子宫后壁。

剖宫产时直接用腹部子宫按压法进行按压。注意：按摩子宫一定要有效，评价有效的标准是子宫轮廓清楚、收缩有皱褶、阴道或子宫切口出血减少。按压时间以子宫恢复正常收缩并能保持收缩状态为止，有时可长达数小时，按压时配合使用宫缩剂。

（2）应用宫缩剂：①缩宫素：20U 加入 0.9%氯化钠溶液或乳酸钠林格氏液 500 mL 中，快速静脉滴注，速度为 5~10 mL/min；也可肌内注射或宫体注射缩宫素 10 U。立即起效，半衰期 1~6 分。因缩宫素有受体饱和现象，无限制加大用量反而效果不佳，并可出现副作用，故 24 小时总量应控制在 60U 内。②卡贝缩宫素：长效缩宫素九肽类似物，100 μg 缓慢静脉推注或肌内注射，2 分钟起效，半衰期 60 分钟。③米索前列醇：前列腺素 E1 的类似物。200~600 μg 舌下含服或直肠给药。支气管哮喘、高血压、青光眼及严重肝、肾疾病者应慎用。④卡前列甲酯：1 mg 置于阴道后穹隆或直肠给药。⑤卡前列素氨丁三醇：250 μg 深部肌内注射或宫体肌内注射，如无效可重复注射 250 μg，总剂量不超过 2 mg。使用时应注意过敏反应。

（3）宫腔填塞：根据填塞的材料不同，分为宫腔纱条填塞和宫腔球囊填塞。①宫腔纱条填塞：剖宫产术中遇到子宫收缩乏力，经按摩子宫和应用宫缩剂加强宫缩效果不佳时；前置胎盘或胎盘粘连导致剥离面出血不止时，直视下填塞宫腔纱条可起到良好的止血效果。

采用特制的长 2m，宽 7~8 cm 的 4~6 层无菌脱脂纱布条，每根纱条之间用粗丝线缝合连接。术者左手固定子宫底部，右手用卵圆钳将纱条沿子宫腔底部自左向右，来回折叠填塞宫腔，留足填塞子宫下段的纱条后，将最尾端沿宫颈放入阴道内少许，其后填满子宫下段，然后缝合子宫切口，注意勿将纱条缝入。24～48 小时自阴道取出纱布条，取出前应先静脉滴注宫缩剂。宫腔填塞纱布条后应密切观察生命体征及宫底高度和大小，防止因填塞不紧，宫腔内继续出血而阴道不出血的止血假象，同时应注意有无感染征象，如明显的宫体压痛、发热、血象居高不下等。经阴道宫腔纱条填塞法，因操作困难，常填塞不紧反而影响子宫收缩，一般不采用。②宫腔球囊填塞：宫腔球囊填塞可用于阴道分娩或剖宫产术中。经阴道放置时，将导管的球囊部分插入子宫，确保整个球囊通过了宫颈内口。剖宫产术中放置时，经剖宫产切口将填塞球囊放入宫腔，末端放入宫颈，通过阴道牵拉末端使球囊底部压迫子宫颈内口，常规关闭子宫切口，注意不要刺破球囊。一般注入 0.9%氯化钠溶液 250～300 mL。

（4）子宫压迫缝合术：剖宫产术中子宫收缩乏力、胎盘因素或凝血功能障碍引起的产后出血，经按压子宫和宫缩剂治疗无效，应考虑使用子宫压迫缝合术，最为经典的是 B-Lynch 缝合术。实施前将子宫从腹壁切口托出，用两手托住并挤压子宫体，观察出血情况，判断缝合成功的概率。加压后出血明显减少或停止，成功可能性大。具体缝合方法为：距子宫切口右侧顶点下缘 3 cm 处进针，缝线穿过宫腔至切口上缘 4 cm 处出针，将缝线拉至宫底，在距右侧宫角约 3～4 cm 处垂直绕向后壁，在与前壁相同的部位进针至宫腔内；然后再横向拉至左侧，在左侧宫体后壁（与右侧进针点相同部位）出针，将缝线垂直绕过宫底至子宫前壁，分别缝合左侧子宫切口的上、下缘（进出针的部位与右侧相同）。近年出现了多种改良的子宫压迫缝合术如 Hayman 缝合术、Cho 缝合术、Pereira 缝合术等。可根据不同情况选择不同的缝合术。

（5）结扎盆腔血管：以上治疗无效时，可行子宫动脉上行支结扎，必要时行髂内动脉结扎及卵巢动脉结扎术。

（6）髂内动脉或子宫动脉栓塞：行股动脉穿刺插入导管至髂内动脉前干或子宫动脉，注入吸收性明胶海绵颗粒栓塞动脉。栓塞剂可于 2～3 周后吸收，血管复通。适用于产妇生命体征稳定时进行。

（7）切除子宫：经积极抢救无效、危及产妇生命时，应果断行子宫次全切除或子宫全切除术，以挽救产妇生命。

2. 胎盘因素

胎儿娩出后，疑有胎盘滞留时，立即作宫腔检查。若胎盘已剥离则应立即取出胎盘。胎盘和胎膜残留可行钳刮术或刮宫术。若胎盘粘连，可试行徒手剥离胎盘后取出。若剥离困难疑有胎盘植入，停止剥离，根据病人出血情况及胎盘剥离面积行非手术治疗或子宫切除术。

（1）非手术治疗：适用于孕产妇一般情况良好，无活动性出血；胎盘植入面积小、子宫壁厚、子宫收缩好、出血量少者。可采用局部切除、宫腔纱条填塞、髂内动脉或子宫动脉栓塞术等治疗。非手术治疗过程中应用彩色多普勒超声密切监测胎盘大小及周围血流变化、观察阴道出血情况以及是否有感染，如出血增多或感染，应用抗生素同时行清宫或子宫切除术。

（2）切除子宫：如有活动性出血、病情加重或恶化、穿透性胎盘植入时应切除子宫。需要注意的是，胎盘全部植入时可无活动性出血或出血较少，此时忌强行剥离胎盘而造成大量出血，最安全的处理是切除子宫。如瘢痕子宫合并前置胎盘时，尤其是胎盘附着于子宫瘢痕处（凶险性前置胎盘）时，应做好充分的术前准备或转诊至有条件的医院。

3. 软产道损伤

应彻底止血，按解剖层次逐层缝合裂伤。软产道血肿应切开血肿、清除积血，彻底止血、缝合。

（1）宫颈裂伤：疑为宫颈裂伤时应在消毒下暴露宫颈，用两把卵圆钳并排钳夹宫颈前唇并向阴道口方向牵拉，沿宫颈一周逐步移动卵圆钳，直视下观察宫颈情况，裂伤浅且无明显出血，可不予缝合，裂伤深且出血多，应用可吸收缝线缝合。缝合时第一针应从裂口顶端稍上方开始，最后一针应距宫颈外侧端 0.5 cm 处止，以减少日后发生宫颈口狭窄的可能性。若裂伤累及子宫下段经阴道难以修补时，可开腹行裂伤修补术。

（2）阴道裂伤：缝合时应注意缝至裂伤顶部，避免遗留死腔，也要避免缝线穿过直肠，缝合要达到组织对合好及止血的效果。

（3）会阴裂伤：按解剖层次缝合肌层及黏膜下层，最后缝合阴道黏膜及会阴皮肤。

4. 凝血功能障碍

首先应排除子宫收缩乏力、胎盘因素、软产道损伤等原因引起的出血。尽快输血、血浆、血小板、冷沉淀、纤维蛋白原或凝血酶原复合物、凝血因子等。若并发 DIC 应按 DIC 处理，也应注意，并发内科疾病的对症处理。

（三）失血性休克处理

根据出血量判断休克程度；在积极止血同时行抗休克治疗，包括建立多条静脉通道，快速补充血容量；监测生命体征、吸氧、纠正酸中毒，必要时使用升压药物以保障重要脏器的功能；并注意预防感染，使用抗生素。

【预防】

（一）产前预防

做好系统围生保健，对有可能发生产后出血的高危人群进行一般转诊和紧急转诊，防止产后出血的发生，并做好抢救措施。

（二）产时预防

消除孕妇分娩时的紧张情绪，密切观察产程进展，防止产程延长。正确处理第二、第三产程，尽早使用缩宫素。

（三）产后预防

积极处理第三产程，包括：①在胎儿娩出后即注射缩宫素或其他宫缩剂。②可控性牵拉脐带，具体方法为：新生儿娩出后 1~3 分钟或脐带停止搏动后，一手牵拉脐带，另一只手置于耻骨联合上固定子宫，并在牵拉脐带时，使用反作用力，使脐带保持一定张力，待出现强的宫缩时，嘱产妇用力，轻柔向下牵拉脐带，同时宫底部采用持续的反作用力。如果 CCT30~40 秒胎盘仍未娩出，则停止牵拉脐带，等待下一次强宫缩来临时，重复牵拉动作。③胎盘娩出后有效按压子宫。

因产后出血多发生在产后 2 小时内，故胎盘娩出后，应分别在第 15 分钟、30 分钟、60 分钟、90 分钟、120 分钟监测生命体征，按压子宫，监测阴道出血量、子宫高度、膀胱充盈情况。及早发现出血和休克。鼓励产妇排空膀胱，与新生儿早接触、早吸吮，以便能反射性引起子宫收缩，减少出血量。

参考文献

［1］ 王泽华，丁依玲. 妇产科学［M］. 北京：中国医药科技出版社，2019.

［2］ 郎景和. 妇产科学新进展［M］. 北京：中华医学电子音像出版社，2021.

［3］ 贝克曼. 妇产科学［M］. 7 版. 天津：天津科技翻译出版公司，2018.

［4］ 郎景和. 中华医学百科全书：临床医学妇产科学［M］. 北京：中国协和医科大学出版社，2020.

［5］ 严滨，吕恽怡. 妇产科学：高级医师进阶［M］. 北京：中国协和医科大学出版社，2016.